あるある症例から学ぶ！

薬学的思考トレーニング

Pharmaceutical Thinking Training

著

菅野 彊　野口克美

南江堂

序　文

　保険薬局が受け取った処方箋をみて，何を考えどうするのか？　ということについて，薬学的に検討された書籍は少ない．そこで，"書いてみようか！"という結論に達した．幸い，理論体系はある．長年積み重ねてきた"どんぐり理論"である．

　しかし，独りでは心もとない．私が見える範囲は狭いし，誤謬も多いから．誰と書こうか？真っ先に浮かんだのは野口克美さんである．なぜなら，長い間，全国の薬剤師研修会で，演者とファシリテーターとしてコンビを組んできたから気心が知れている．

　優秀なファシリテーターは演者の講演内容を理解している．そうじゃないと，良いファシリテートはできないからだ．私の講演は，「添付文書の読み方」から始まって「副作用機序別分類」，「薬物動態学」などいくつかあるので，全部を理解するのは大変だと思う．しかし，野口克美さんは頑張って講演内容をしっかり把握した．

　一方で，私の講演は間口が狭い！　なぜなら，「在宅薬物療法」や「がん薬物療法」などは無いからである．なぜか？　私自身が取り組んでいないからである．実はこの2つの分野で野口克美さんは長い間研鑽を積んできた．そこで，今回の書籍ではお互いを補い合いながら，共著とすることにした．

　題材は薬剤師が日々受け取る処方箋に求めることにした．処方箋に疑問が湧けば，薬剤師は疑義照会をする．その疑義が理論的に正しければ，処方医の理解を得られ処方が変わり，より良い薬物療法に進化していく．つまり，この書籍は保険薬局薬剤師の現場から生まれたのである．

　今回の書籍でどんぐり講演の中味のすべてを公開することにした．楽しんでほしいと思う．そして展望をもって保険薬局の仕事をし，世の中を変えていきたい．そんな願いをこめて，今回の共著が出来上がった．

　『変わらないものはない！　あるとすれば，「それは"変わらないものはない"という真理」だけである』．私が好きな言葉である．

平成28年9月

菅野　彊

目 次

Case 1　本日より降圧薬が増量になった元MRの武藤さん ……………………1
Case 2　昔は踊りのお師匠．着物の似合う山崎さん ……………………9
Case 3　本日よりアリセプトが追加．大正ロマンな加藤さん ……………………15
Case 4　「俺はもっとしっかり薬を飲みたいんだ！」　頓服処方にご不満な高藤さん ……………………21
Case 5　娘さんと大の仲良し．元小学校教諭の赤坂さん ……………………27
Case 6　元県庁マン．アクティヴに余生を楽しむ宇田さん ……………………33
Case 7　老舗百貨店の元エース．ワーファリン服用中の山田さん ……………………39
Case 8　ジゴキシン服用中足のむくみと息苦しさが出た果物屋，伊藤さん ………45
Case 9　規則正しい生活に確実な服薬．優等生タイプの渋谷さん ……………………51
Case 10　フェニトインの投与量設定がなかなかうまくいかない高梨さん ………57
Case 11　薬を飲んでもよいか不安げな授乳婦，坂井さん ……………………63
Case 12　母親が認知症に．介護疲れからうつ病を発症した福永さん ……………………69
Case 13　大腸がんにより在宅緩和ケアへ．今日を懸命に生きる丸本さん …………75
Case 14　アスベストのため胸膜中皮腫に．在宅医療に移行した栗本さん …………81
Case 15　問合せはある日突然に ……………………89
Case 16　お菓子とパンが大好き．陽気でフレンドリーな佐藤さん ……………………95
Case 17　ぽっこりお腹が気になりだした，高校教師の朝倉さん ……………………101
Case 18　定年退職後は日本中を旅したい，信用金庫の岡島さん ……………………107
Case 19　地域の頼れるご意見番．町内会長の福田さん ……………………113
Case 20　犬の散歩が日課．悠々自適ライフの平塚さん ……………………121

Case 1

Pharmaceutical Thinking Training

本日より降圧薬が増量になった元 MR の武藤さん

　武藤さんは 56 歳の男性です．慢性肝炎の既往ということで 10 年以上，ウルソを服用しています．腎機能は異常なく，気になる検査値は特にありません．コンプライアンスは良好です．

　慢性肝炎は武藤さんが製薬会社の MR として激務をこなしていた 30 歳代のときに患ったアルコール性のものです．当時は営業にお酒はつきもので，連日の接待による飲酒でついに肝臓を悪くしたとのことでした．現在は内勤に変わり，お酒も慎んで規則正しい生活を送っているそうです．

　そんな武藤さんの血圧が上がり，やがて高血圧症と診断されました．ミカムロ配合錠 AP 1 錠/日でコントロールできていたのですが，最近は血圧が 146/90 mmHg と高めに推移するようになりました．

　そこで本日，降圧薬がミカムロ配合錠 BP に変更になりました．ミカムロ配合錠 AP は，テルミサルタン 40 mg とアムロジピン 5 mg の合剤で，ミカムロ配合錠 BP はテルミサルタン 80 mg とアムロジピン 5 mg の合剤です．

武藤さん　56 歳，男性．高血圧，慢性肝炎．
【処方】
1. ミカムロ配合錠 BP　　　　1 錠
　　　1 日 1 回朝食後　　　　30 日分
2. ウルソ錠 100mg　　　　　3 錠
　　　1 日 3 回毎食後　　　　30 日分

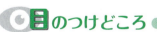 目のつけどころ

　通常，薬物投与量と薬物血中濃度は比例します．つまり投与量を 2 倍にすれば血中濃度は 2 倍になります．このような薬を線形型薬物といいます．

　ところがたまに血中濃度が投与量に比例しない薬物，非線形薬物があります．非線形薬物には 2 種類あり，投与量を増やすとある時点から，投与量比以上に血中濃度が上がってしまう急速上昇型と，投与量を増やしてもある時点から血中濃度がそれ以上上がっていかない頭打ち型があります．この違いは大きく，特に非線形薬物の取り扱いには注意が必要です．

　テルミサルタンは表 1 に示されるとおり，40 mg までは線形を示しますが，80 mg になると非線形を示します．

　80 mg（非線形の用量）になるとテルミサルタンの血中濃度は上昇しますので，降圧効果が必要以上に増強されるおそれがあります．ましてや武藤さんは慢性肝炎を合併していますから，

表1　テルミサルタンの投与量別薬物動態値		
投与量	Cmax（μg/mL）	$T_{1/2}$（hr）
20mg（n = 31）	33.84±17.37	24.0±11.0
40mg（n = 29）	78.52±32.72	20.3±12.1
80mg（n = 30）	365.81±253.08	20.9±10.6

（ミカルディス錠　添付文書より）

肝機能低下による薬物代謝能の低下も気になるところです．

❓Question

武藤さんに非線形薬物が処方されています．どんなことに気をつけて服薬指導をしたらよいのでしょうか？

解　説

薬には線形型と非線形型がある．どうやって見分け，どう対処するのか？

Ⅰ．一次消失速度過程とゼロ次消失速度過程

　体内薬物量と血中濃度が比例する線形速度過程は一次消失速度過程といわれ，多くの薬物がこの形をとります．

　これに対し，体内の薬物量にかかわらず単位時間あたり一定量しか消失していかない速度過程があります．たとえばフェニトインの血中濃度が $25\,\mu g/mL$ と高くなって，代謝酵素が必死に代謝しようとしますが，一定の量しか代謝されない状態です．こうなるとフェニトインはしばらくの間，血中濃度が高い状態で推移せざるを得ません．これをゼロ次消失速度過程といいます．非線形速度過程を示す場合にはゼロ次消失速度過程と一次消失速度過程の両方が現れます（図1）．

Ⅱ．線形薬物と非線形薬物の違い

　基本的な5項目に関して，線形薬物と非線形薬物の違いを表2に示しました．根本的な違いは薬物血中濃度について現れます．つまり線形薬物の血中濃度は投与量に比例して上昇していくのに対して，非線形薬物はある時点で急速に上昇するか頭打ちになります（図2）．

　この違いは薬効・副作用の違いとなって現れます．つまり，急速上昇型の非線形薬物は急に薬効が増強されたり，副作用が発現したりしやすいのです．そのタイミングを予測することは難しいので，非線形薬物を注意深く観察する必要があります．

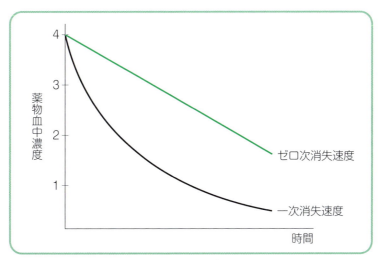

図1　一次消失速度過程とゼロ次消失速度過程

表2　線形型薬物と非線形型薬物の違い		
項目	線形型薬物	非線形型薬物
薬物血中濃度	投与量に比例	投与量比以上に上昇または頭打ちになる
消失半減期	一定	消失能依存性薬物は投与量で変わる
速度式	一次速度式	ミカエリス・メンテン式
薬効	徐々に増強	急に増強・頭打ち
副作用	投与量に相関	急速に発現する

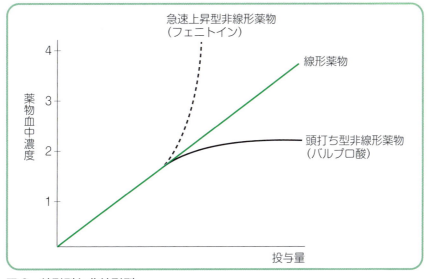

図2　線形型と非線形型

III．非線形薬物にはどんなものがある？

本書では非線形薬物を，急速上昇型であるフェニトイン型と，頭打ち型であるバルプロ酸型に便宜上分けています．この呼び方は一般的に認められたものではありませんのでご注意ください．

i）急速上昇（フェニトイン）型非線形薬物

投与量を増やすとある時点から，投与量比以上に血中濃度が上がってしまうタイプです．代謝酵素の飽和が原因です．

肝消失型が多いため，もし処方されていたら患者さんの肝機能に注目しましょう．過去の薬歴にALT，AST，ALP，γ-GTPについての記載があればよいのですが，そうでない場合には手探りで確認するしかありません．肝機能障害の既往歴を確認し，特に病歴がないようであれば，現在の状況を尋ねることになります．私はよく「ご飯美味しく食べられていますか？」と聴きます．食欲不振の有無の質問です．肝機能が低下していると食欲不振が続くためです．そして欠かすことができないのがお酒に関する質問です．肝機能障害はウイルス性肝炎とアルコール性肝炎が多いためです．

ii）頭打ち（バルプロ酸）型非線形薬物

投与量を増やしたにもかかわらず，薬物血中濃度が頭打ちになってしまうタイプです．原因の一つに，遊離型薬物の増加に伴うクリアランスの上昇があります．下記にデパケン錠の添加濃度の上昇に伴う蛋白結合率の低下の表を示しました（表3）．

このようにデパケンの添加濃度が上がって行くと蛋白結合率が下がっていきます．そうするとフリーのデパケンが増えていきます．フリーが増えると薬効が増強し，副作用が出現しそうなのですが，実はそうはならないのです．このデータは *in vitro* の実験ですが，実際に体内に投与されたフリーのデパケンは血中にとどまらず組織に移行していきます．そして，組織にあるフリーのデパケンは比較的早く体内から排泄されます．常に一定の濃度を保つべく，身体のホメオスタシスが働くためです．

薬物血中濃度の頭打ち減少にもう一つ原因があります．それは薬物代謝酵素誘導です．これは自らの代謝酵素を誘導をしますので，何度も投与を繰り返すことで血中濃度が徐々に減少していきます．血中濃度が治療域以下になったら増量するしかありません．たとえばカルバマゼピンは酵素誘導薬なので長期投与を繰り返すと血中濃度が自然低下するので注意が必要です．

頭打ち型の非線形薬物が投与されている場合には，その薬物の効果が出ているかどうかの問

表3　デパケン錠の濃度上昇と蛋白結合率の低下

添加濃度（μg/mL）	20	50	100	150	200
結合率（%）	91.39±0.72	91.36±0.20	88.63±0.72	85.52±0.74	80.03±0.37

（デパケン錠　添付文書より）

診を行います．デバケンやテグレトールなどは効果が出ていないと感じたら，血中濃度を測定することを勧めることも必要です．

Ⅳ．非線形薬物の見分け方

投与量比以上に血中濃度が上がるのか，頭打ちになるのかをみればよいのですから，添付文書やインタビューフォームのデータや図を観察することです．図3に添付文書のアスペノンの血中濃度とAUCを示しています．

まず，血漿中未変化体濃度の図をみてみましょう．単回投与時の25 mg錠の$t_{1/2}\beta$は8.0時間．50 mgの$t_{1/2}\beta$は9.4時間でほぼ同等を示していますが，100 mg投与時には15.8時間と延長しています．さらに，50 mg投与時の血漿中未変化体濃度は0.1 μg/mLですが，100 mgでは線形薬物であれば0.2 μg/mLあたりを示すはずが0.5 μg/mLと5倍に上昇しています．つまり，アスペノンは50 μg/mLから100 μg/mLの間で非線形を示していることがわかります．CmaxおよびAUCの図でも50 μg/mLから大きく上昇し非線形になっていることがわかります．このように添付文書のデータだけでアスペノンが明確に非線形薬物であることを断定できます．

そうするとアスペノンの血中濃度が高くなり，代謝速度がゼロ次速度になっていないか注意深く観察することになります．特にアスペノンは抗不整脈薬ですから，血中濃度が高過ぎると新たな不整脈を起こしてしまいます．まずは「最近，動悸や息切れは治まっていますか？」と患者さんに問いかけることになるでしょう．

非線形薬物の一例を表4に示します．血中濃度のモニタリング（TDM）を必要とする薬物が

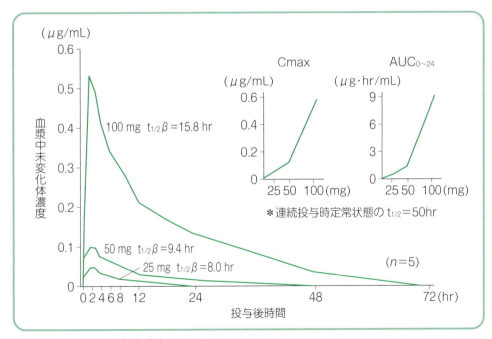

図3　アスペノンの血中濃度とAUC
（アスペノン　添付文書より）

表4 非線形型薬物の例			
	薬効	成分名	商品名
フェニトイン型	抗てんかん薬	フェニトイン	アレビアチン
	抗うつ薬（SSRI）	パロキセチン	パキシル
		フルボキサミン	デプロメール
	気管支拡張薬	テオフィリン	テオドール
	抗不整脈薬	アプリンジン	アスペノン
		シベンゾリン	シベノール
		プロパフェノン	プロノン
バルプロ酸型	抗てんかん薬	バルプロ酸	デパケン
		カルバマゼピン	テグレトール
	NSAIDs	サリチル酸	バファリンなど
		イブプロフェン	ブルフェン
		ナプロキセン	ナイキサン
	副腎皮質ホルモン	プレドニゾロン	プレドニン
		ヒドロコルチゾン	ソル・コーテフ
	抗不整脈薬	ジソピラミド	リスモダン

多いのは，それだけきめが細かい観察が必要だということでしょう．しかし，これら非線形薬物には構造的類似性などの規則性はありません．一つ一つ憶えていくよりないのです．

　まずは自分の薬局にどんな非線形薬物があるのか調べてみましょう．新薬が出た際も，線形薬物か，非線形薬物かをまず確認することをお勧めします．

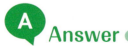
Answer

　武藤さんに投与されたテルミサルタン80mgは急速上昇型の非線形薬物とわかりました．武藤さんは慢性肝炎ですから，テルミサルタン80mgの負荷に耐えられるかどうか心配です．非線形を示し急にテルミサルタンの血中濃度が上がることが予想されます．

　1ヵ月後の武藤さんは「今度の薬いいですね．あんなに下がらなかった血圧が1ヵ月で30も下がりました．」とミカムロBPの効果に満足しています．しかし，わたしたち薬剤師は心配しているのです．テルミサルタン40mgから80mgへの増量は非線形の可能性があることをよく知っているからです．

　薬剤師が「血圧計は持っていますか？」と尋ねたところ，武藤さんは持っていると答えました．薬剤師は，「もしかすると血圧が下がり過ぎるかもしれないので，家庭でも朝晩血圧を測って下

さい．めまいや立ちくらみが現れたり，下の血圧が 60 mmHg を切ったりしたら，知らせてくださいね」と服薬指導をしました．

まとめ

- ◎ほとんどの薬物は血中濃度が投与量と比例する線形を示します．一次速度過程が成立するわけなので，薬の将来予測は比較的容易です．
- ◎問題は非線形を示す薬物です．非線形のなかでも急速上昇型は高濃度になると消失速度が体内薬物量に比例せず一定量しか消失しないため，なかなか血中濃度が下がりません．一次速度過程が成立する濃度までじっと待たなければならないのです．その間，細かい観察を必要とします．非線形薬物の名前は全部覚えてしまって迅速に対処しましょう．
- ◎非線形でも頭打ち型の場合には副作用が問題になることは少なく，対処は比較的楽かと思います．したがって，急速上昇型薬物の薬理作用の過剰反応の有無がチェックポイントになります．それは類推される症状が過剰に現れているかどうかをチェックすることです．たとえば，高齢者に対する精神神経を抑制する薬物によって身体的反応の減弱が起きていないか，などです．
- ◎線形薬物と非線形薬物を知っておくと大変役に立ちます．効果や副作用に直接影響するからです．非線形薬物をしっかり把握し頭に焼き付けておきましょう．特に代謝酵素が飽和して血中濃度が上がったときに，どんな症状が起きるのかを把握しておきましょう．その次に判断するのが，腎排泄型薬物か肝消失型薬物か．最後に定常状態がある薬物かない薬物かです．

Case 2

Pharmaceutical Thinking Training

昔は踊りのお師匠．着物の似合う山崎さん

　山崎さんはとても上品で和服の似合う素敵なご婦人です．82歳とご高齢ですが，いつも颯爽とおひとりで薬局にいらっしゃいます．今は引退しているそうですが，かつて踊りのお師匠さんだったそうです．なるほど，今でもお綺麗ですから，若いときにはさぞファンが多かっただろうと思います．こういう風に歳をとりたいものですね．

　60歳代で発症した高血圧は現在テノーミン錠のみでコントロールされ，124/78 mmHgと，良好な状態を保っています．しかし，1ヵ月ほど前から不整脈の症状を訴えており，医師の診察を受けたところ期外収縮であると診断されました．それまでサンリズム50 mgが"動悸がひどいとき"に頓服投与されていましたが，本日サンリズム25 mg×3/日の定期投与に変更となりました．

　山崎さんは高齢にもかかわらず，肝疾患，腎疾患の既往はなく，薬歴に腎機能や肝機能に関する検査値の記載はありません．このほかに飲んでいる薬はなく，風邪も滅多に引かないとのことでした．

山崎さん　82歳，女性．高血圧，期外収縮．
【処方】
1. テノーミン錠 25mg　　　　1錠
　　　1日1回　朝食後　　　30日分
2. サンリズムカプセル 25mg　3cap
　　　1日3回　毎食後　　　30日分

👁 目のつけどころ

　前回の症例ではまず，投与されている薬が線形型と非線形型なのかを判断することと学びました．次いで大切なのが，その薬が腎排泄型か肝消失型かの判断です．

　山崎さんは82歳と高齢です．処方医は年齢を考慮してか，2剤とも成人常用量の半量となっているようです．山崎さんの年齢からくる腎機能の自然低下などからみて，この薬の選択および投与量は妥当かどうか検討が必要です．

　腎排泄型薬物は腎機能低下時には血中濃度が上昇して作用が増強されます．肝消失型薬物は肝疾患時には代謝が遅延して薬効が増強されるかもしれません．これは，"増強されるかもしれない"ということが大事なのです．なぜなら増強されない場合もあるからです．

　薬が腎排泄か肝消失かを判断するパラメータはなんでしょうか．それは尿中未変化体排泄率（fu）です．ところが，正しい尿中未変化体排泄率を把握するにはやっかいな問題が2つあります．

その一つは「添付文書の尿中未変化体排泄率は投与量に対して尿中に排泄された未変化体の割合で，体循環に入った量に対する割合ではない」ということです．もう一つは「代謝物に薬効があったとしたら，それをどう扱うのか？」です．今回はそれらについていっしょに検討してみましょう．

❓Question

山崎さんに処方されている2つの薬は腎排泄型と肝消失型のどちらに該当するか考えてみましょう．また，もし副作用が現れるとすればどんな副作用が考えられ，どんな症状を目安に観察したらよいのでしょうか．

解 説

腎排泄型薬物か？　肝消失型薬物か？　を判断する最も重要な目安は何なのだろうか？

I．腎排泄型薬物と肝消失型薬物の見分け方

主に未変化体で尿中に排泄される薬を腎排泄型薬物，主に肝臓で代謝されて薬効を失う薬を肝消失型薬物といいます．肝臓で代謝され，代謝物の大部分が腎臓から尿中に排泄されたとしても，肝臓で薬効を失ったので肝消失型薬物とします．

また，投与量の70％以上が未変化で尿中に排泄される場合を腎排泄型と呼び，逆に30％以下しか尿中に未変化体が現れないものを肝消失型と呼ぶ場合も多いです．40～60％の場合は腎排泄・肝消失型薬物といってよいでしょう．

II．テノーミンとサンリズムは腎排泄型か？　肝消失型か？

この処方箋のポイントの一つは，間違いなく80歳という山崎さんの年齢にあります．そこで，考えなければならないのが，使われている薬物の性格を推理することです．つまり，このふたつの薬物は腎排泄型薬物か肝消失型薬物かという点です．

テノーミンの添付文書に「健康男子にアテノロールを経口投与した場合，尿中，糞中から投与量のそれぞれ約50％が回収されたが，その約90％は未変化体であった」とあることから，テノーミンの尿中未変化体排泄率(fu)は0.9で腎排泄型薬物．サンリズムは添付文書に「単回経口投与した場合に，24時間以内に75～86％が未変化体として，4.5～6.5％が代謝物2-ヒドロキシメチル体として尿中に排泄される」とあることから，尿中未変化体排泄率は中間をとって0.8であることがわかります．つまり，サンリズムは腎排泄型です．したがって，この薬剤は両者とも腎排泄型です．

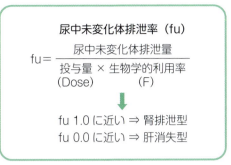

図 1 尿中未変化体排泄率

Ⅲ．尿中未変体排泄率（fu）の役割

このように，薬を腎排泄型薬物と，肝消失型薬物に分けるパラメータは尿中未変化体排泄率（fu）です．尿中未変化体排泄率は，図 1 に示したように体循環に入った薬物量のうち，尿中に未変化体で排泄される割合です．

尿中未変化体排泄率をみるときに大事なことが 2 つあります．まず一つは添付文書に記載されている尿中未変化体排泄率は，投与量に対して尿中に排泄された未変化体の割合であり，体循環に入った量に対する割合ではないことです．このことを理解していないと添付文書のデータから誤解を生じることがあります．投与された薬がすべて体循環に入るわけではないことは自明です．したがって，投与量に生物学的利用率 F を掛けたものを分母とし，体循環に入った量に対する未変化体の割合を出します．

Ⅳ．油水分配係数（P）

添付文書に尿中未変化体排泄率が，記載されていない場合は，どうしたらよいのでしょうか？その場合は水溶性薬物と脂溶性薬物という分類ができる油水分配係数（P）に着目しましょう．

添付文書の「有効成分に関する理化学的知見」の項目やインタビューフォームに，油水分配係数は記載されています．油水分配係数はその薬が水に 1 溶けるときに，脂にいくら溶けるのか？　という値です．表 1 に HMG-CoA 還元酵素阻害薬の油水分配係数を示しました．

表 1　HMG-CoA 還元酵素阻害薬の油水分配係数		
薬剤	油水分配係数（P）	log P
メバロチン	0.47	− 0.33
リピトール	16.22	1.21
ローコール	55	1.74
リバボス	100,000	5

油水分配係数が 1 より大きいと脂溶性薬物で，1 未満は水溶性薬物に分類できます．通常，

油水分配係数は対数 log で表されますので，マイナスになれば水溶性，プラスになれば脂溶性です．都合がよいことに水溶性薬物は腎排泄型の，脂溶性薬物は肝消失型の性格を示す場合が多いのです．表2に腎排泄型薬物と肝消失型薬物の違いを示しました．

表2　腎排泄型薬物と肝排泄薬物の違い		
項目	腎排泄型薬物	肝消失型薬物
肝疾患時血中濃度	変化なし	不明
肝臓への負荷	少ない	あり
腎疾患時血中濃度	上昇	変化は少ない
腎臓への負荷	あり	少ない
初回通過効果	受けにくい	受けやすい
酵素阻害・誘導	影響が少ない	影響が大きい
血液透析	可能	困難

Ⅴ．代謝物に薬理活性がある場合の検討

　2つ目は代謝物に薬効がある場合の対応です．幸いジゴキシン，サンリズムとも活性代謝物はありませんので，この件での検討はしなくてよいことになります．しかし，もし代謝物に活性があったらどうするのかを決めておくことは大切です．どうしたらよいのでしょうか．

　まず，活性の程度が問題です．たいていの場合未変化体と比較して，どのくらいの活性があるかは明らかにされていますので，その記載に従ったほうがよいと思います．同程度の活性の場合には問題がありませんが，"わずかに活性がみられた"ということであれば，私はそれはないに等しいとみなしています．そして，活性代謝物がそのまま排泄されるのであれば，それは腎排泄型として扱います．なぜなら，活性代謝物の排泄は腎機能の影響を確実に受けるからです．

Ⅵ．山崎さんのクレアチニンクリアランスの推測

　ここで次に浮かび上がってくるのが，「この患者さんの加齢による腎機能の低下は，どのくらいなのだろうか」という命題です．もし腎機能が低下していたら，腎排泄型薬物の血中濃度が上昇して効果が過剰に発現したり，副作用が発現しますので，しっかり把握したいですね．それでは山崎さんのクレアチニンクリアランス Ccr をいっしょに推測してみましょう．

　クレアチニンクリアランス Ccr を推測する方法は次の2つがあります．

　①年齢しかわからない場合：「25歳を過ぎると Ccr は，年1%低下する」という原則を用います．つまり，若齢者の Ccr を 100 mL/min とすると推測クレアチニンクリアランス e-Ccr は下記の式で求めることができます．

$$e\text{-}Ccr = 100\,mL/min - (年齢 - 25) \times 1.0\,mL/min$$

②血清クレアチニン（Scr）がわかる場合：Cockcroft-Gault の式を用います．

$$e\text{-}Ccr = \frac{(140-年齢) \times 体重(kg)}{72 \times 血清クレアチニン(mg/dL)}$$

男性と比較して筋肉量が少ない女性の場合は，実際より低めの値が出ます．血清クレアチニン値が筋肉量に由来する値のためです．男性の8割に相当するとして，男性 Ccr×0.8 で求めることができます．

山崎さんの場合は年齢しかわからないので，e-Ccr の推測は，

$$e\text{-}Ccr = Ccr\ 100mL/min - (年齢 - 25) \times 1.0mL/min$$
$$= 100mL/min - (80-25) \times 1.0mL/min$$
$$= 45mL/min$$

45mL/min ですから，若齢者の半分以下の Ccr になっているのですね．テノーミン，サンリズムとも腎排泄型薬物ですから，腎機能低下時には消失半減期が延長しますので注意が必要ですね．どんなことに注意したらよいのでしょうか？　一番心配なのはテノーミンの徐脈でしょうか？　いつもと違う不整脈や徐脈の発現に注意するようにお話ししたほうがよいですね．

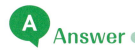
Answer

テノーミン，サンリズムとも腎排泄型薬物です．したがって，82歳の山崎さんに過量投与になっていないかどうかの観察が重要です．どう対処すればよいのでしょうか？　通常，この2剤は血中濃度を測定しませんので，臨床症状で判断するしかありませんね．脈拍の数え方をしっかりお伝えしましょう．そして，もし徐脈や新たな不整脈が出た場合にどうするかも考えておきましょう．次の2つの対応が考えられます．

①肝消失型抗不整脈薬への変更を提案する：アスペノンやプロノンへの変更が考えられますが，なかなか難しいかと思います．医師はその患者さんに最適な抗不整脈薬を確定するまで，多くの試行錯誤を繰り返すそうで，変更にはかなりの抵抗が予想されますし，これらの抗不整脈薬は非線形型であることも気になります．

②腎機能に応じてサンリズムを減量する：今回の症例では，医師は「肝消失型の抗不整脈薬アンカロンなどに変更するよりは，サンリズムカプセルの減量のほうがやりやすい」とのことで，サンリズム1日2カプセル投与に変更となりました．

まとめ

◎腎排泄型か肝消失型かを判断する際に間違いやすいのが，たとえば添付文書に「尿中に70％が排泄された」という記載があるときです．つまり，未変化体で尿中に排泄されたものか，代謝されて尿中に排泄されたものかが明記されていない場合です．あくまでも未変化体のままで尿中に70％排泄されているものが，腎排泄型薬物ということがポイントです．判断ができない場合は製薬会社に問い合わせましょう．

◎投与されている薬物が腎排泄型か肝消失型かの判断は重要です．患者さんの状況によってどちらの薬を推薦するのか，常に考えておきましょう．なるべく患者さんの身体に負担がないものを選んでいきたいですね．

Case 3　Pharmaceutical Thinking Training

本日よりアリセプトが追加．大正ロマンな加藤さん

　加藤さんはなんと，大正生まれの94歳の女性です．ご家族に支えられながらもご自分の足で歩いて来局され，耳も目もしっかりしており元気です．私は"加藤さんは大正ロマンのなかにいた人なのだなあ"と尊敬しています．今の世の中をみているとあまりにも世知がらく，余裕のなさを感じるので古き良き時代に憧れます．もしかしたらそのころは時間もゆっくり流れていたのではないか，そう思ってしまうのです．

　加藤さんの今日の血圧は136/86 mmHgで，降圧薬ニューロタンとカルスロットで十分管理されています．中性脂肪も落ち着いてきて，ベザトールSRは前回200 mg錠から100 mg錠に減量となりました．食生活にも十分注意しています．日中はお昼寝などしないで，起きているとのことです．

　本日は新たに処方2が追加になりました．はじめての認知症治療薬アリセプトと，利尿薬ダイアートの併用です．処方医からは「認知症はひどくはないのですが，これ以上進まないように薬を飲みましょう」とお話があったそうです．

加藤さん　94歳，女性．高血圧，高脂質血症，認知障害．
【処方】
1. ニューロタン錠50mg　　　1錠
　 カルスロット錠20mg　　　1錠
　 ベザトールSR錠100mg　　1錠
　　　1日1回　朝食後　　　30日分
2. アリセプトD錠3mg　　　　1錠
　 ダイアート錠30mg　　　　1錠
　　　1日1回　朝食後　　　30日分

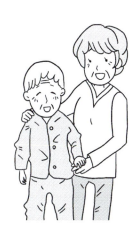

目のつけどころ

　薬は定常状態に入る薬と定常状態がない薬に分けることができ，それぞれ反対の性格を示します．それを知って服薬指導をするのと，知らないで服薬指導をするのとでは話が決定的に変わってきます．

Question

①アリセプトとダイアートを連続投与した場合の両者の血中薬物動態の違いは？
②それによって服薬指導はどう変わってきますか？

解説

定常状態がある薬物と定常状態がない薬物はどこで区別するのか？　服薬指導の違いは？

I．定常状態がある薬物

　投与間隔を τ，消失半減期を $t_{1/2}$ としましょう．$\tau/t_{1/2}$ が 3 より小さい場合は，連続投与をすると薬物血中濃度は徐々に上がり，やがて血中に入ってくる薬の量と出ていく薬の量が等しい定常状態に達します．定常状態に達するには消失半減期の 4〜5 倍の時間，連続投与をする必要があります．ただ，これは一次速度過程が成立する線形薬物のみにあてはまります．

　定常状態にある薬を，たとえば副作用が出たなどでやめたとします．そうすると図 1 に示したように，その薬が血中から消えるのも消失半減期の 4〜5 倍の時間がかかります．つまり，薬が確実に効いてくるには定常状態に達する必要があるということです．このように $\tau/t_{1/2}$ が 3 より小さい場合は，効果発現までに時間がかかり，効果・副作用の消失にも時間を要することを示しています．

　なぜ，消失半減期の 4〜5 倍の時間，連続投与をすると定常状態に達するのでしょうか．消失

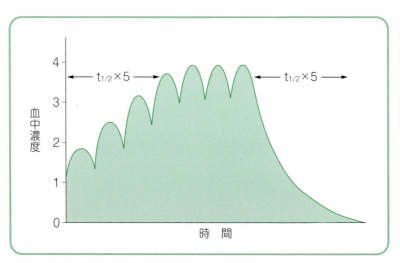

図 1　定常状態がある薬物

半減期と投与間隔が等しい場合は，定常状態の血中濃度は初回単回投与時の血中濃度の2倍になります．

　わかりやすいように，消失半減期を24時間，投与間隔を24時間としましょう．初回投与時の最高血中濃度を1 mg/Lとすると，初回投与後24時間の血中濃度は0.5 mg/Lですね．2回目の投与終了後，つまり2日目の血中濃度は同様に1.0 mg，3日目は1.5 mg/L，4日目で2.0 mgです．このように計算上は消失半減期の4倍の時間で定常状態血中濃度に達します．しかし，実際は投与された薬の全部が体循環に入ることはありませんので，定常状態到達時間は4～5日間かかることになります．

II．定常状態がない薬物

　投与間隔と消失半減期の比 $\tau/t_{1/2}$ が4以上だとどうなるのでしょうか．この場合，薬は投与するたびにCmaxに達し，そこから血中濃度は低下して必ず血中から消えます．つまり，効果発現に定常状態は必要ではないということです．したがって，初回投与から効果は発現し，投与をやめると薬効や副作用も速やかに消失します．ですから，「$\tau/t_{1/2}$ が4以上の場合は定常状態がない足の速い薬である」といえます．定常状態がない薬物の血中濃度パターンを図2に示しました．$\tau/t_{1/2}$ が3～4の間は基本的には血中濃度が徐々に上がっていく定常状態がある薬なのですが，薬によっては血中濃度が上がっていかない場合もあることから，米国の薬物動態学者Ritchelは「定常状態がある薬物は $\tau/t_{1/2}$ が3以下」としました．

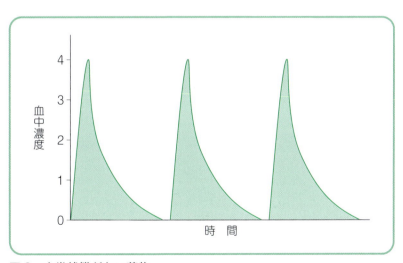

図2　定常状態がない薬物

Ⅲ. 定常状態がある薬物とない薬物の特徴

定常状態がある薬物とない薬物の特徴を表1に示しました．最も特徴的なのは定常状態があるかないかの判断ですね．これによって薬の性格がまったく違ってくるのがわかります．

表1　定常状態がある薬物とない薬物の違い		
項目	定常状態がある	定常状態がない
投与間隔／消失半減期	$\tau/t_{1/2} \leq 3$	$\tau/t_{1/2} \geq 4$
定常状態到達時間	消失半減期×5	最初から一定
効果発現時間	定常状態到達時	投与初期から
副作用の特徴	長時間持続の可能性	発現が早いが一過性

今回併用されたアリセプトDの投与間隔は24時間で，消失半減期は89.3時間です．この患者さんは高齢ですから，アリセプトDの消失半減期が延長するように思われますが，アリセプトDは肝消失型薬物ですから，消失半減期の延長を考慮する必要は少ないと思います．

表2に示したとおり，アリセプトDの投与間隔τ／消失半減期$t_{1/2}$は，24/89.3＝0.27ですから，定常状態がある薬です．一方，ダイアートの消失半減期は2.6時間ですから$\tau/t_{1/2}$は24/2.6＝9.23で，定常状態がない薬物です．

表2　アリセプトDとダイアートの$\tau/t_{1/2}$				
薬剤	投与間隔（τ）	消失半減期（$t_{1/2}$）	$\tau/t_{1/2}$	定常状態
アリセプトD	24hr	89.3hr	0.27	あり
ダイアート30mg	24hr	2.6hr	9.23	なし

2つの薬の薬物動態が対岸に位置するくらい違うことがわかりました．アリセプトDは定常状態がある薬物ですから，効果発現は比較的遅く，副作用は長引くことが予想されます．ダイアートは定常状態がない薬物ですから，効果発現は比較的早く，副作用も一過性であることが推測できます．

Ⅳ. 蓄積率から定常状態血中濃度Cssmaxを推測する

初回投与の最高血中濃度CmaxをC₀とすると，C₀から定常状態の最高血中濃度Cssmaxを推測するのに，とても便利な方法があります．初回投与時のCmaxを測っただけで，連続投与をするとどのくらいまで血中濃度が上がるのかわかるので，これからの展開上，得られる情報が大きいです．それは蓄積率を使う方法です．蓄積率とは，定常状態の血中濃度が単回投与時の血中濃度の何倍かに蓄積されたかを示す数値で，以下のように示されます．

$$蓄積率 = 1/1-e^{-Kel \cdot \tau}$$

消失速度定数 Kel＝0.693/$t_{1/2}$ ですから，蓄積率は消失半減期 $t_{1/2}$ と投与間隔 τ がわかれば算出可能です．そこで，今後の計算を楽にするために，τ と $t_{1/2}$ の比で定常状態の血中濃度が単回投与時の何倍になるかを計算し，まとめました（表3）．

表3　蓄積率

$\tau/t_{1/2}$	>4.0	3.0	2.0	1.5	1.0	0.9	0.8	0.7	0.6	0.5
蓄積率	1.0	1.1	1.3	1.5	2.0	2.2	2.4	2.6	3.0	3.4

消失速度定数を Kel，投与間隔を τ とすると定常状態最高血中濃度 Cssmax は下記の式で推定されます．

　　Cssmax＝C_0×蓄積率

ジゴキシン 0.25mg 初回投与時の最高血中濃度 Cmax が 0.3ng/mL でした．ジゴキシン消失半減期は 40 時間とすると，ジゴキシン血中濃度が定常状態に達したときの最高血中濃度 Cssmax はどのくらいでしょうか？

ジゴキシンの消失半減期 $t_{1/2}$ は 40 時間，投与間隔 τ は 24 時間ですから，$\tau/t_{1/2}$＝0.6 となり，表3 を確認すると，蓄積率は 3.0 とわかります．

　　Cssmax＝C_0×蓄積率
　　　　　＝0.3ng/mL×3.0
　　　　　＝0.9ng/mL

定常状態最高血中濃度 Cssmax は，0.9ng/mL であることがわかります．この Cmax は治療域に入る血中濃度なので，安心してそのまま継続して投与することができます．医師はなるべく早い時期に 1 回の血中濃度測定で，定常状態の血中濃度を知りたいと思っていますので，とても有用な方法です．定常状態に達したあたりで実際に血中濃度を確かめてみると万全ですね．

Answer

①アリセプトとダイアートを連続投与した場合の両者の血中薬物動態の違いは？

定常状態がある薬と，定常状態がない薬は，$\tau/t_{1/2}$ の値で決まるとわかりました．

定常状態がある薬はジゴキシンやデパケン，テオドールなど比較的消失半減期の長い薬が該当します．今回は，アリセプトDがそうです．これらは連続投与することで，血中濃度が定常状態に達し，効果を発揮しますから，服薬を忘れず続けることを患者さんにお話しすることが必要です．

逆に定常状態がない薬は，ラシックスやプレドニンなど消失半減期の短い薬が多いです．今回の症例ではダイアートが該当します．これらの効果発現は比較的早いので，服薬当初から薬理作用の過剰発現には注意するようお話ししましょう．

②それによって服薬指導はどう変わってきますか？

「ダイアートは（定常状態がない薬物なので）利尿作用は早く出てきますよ．トイレがないバスに乗るときなどは注意してくださいね．アリセプトDは（定常状態がある薬物なので）効いてくるのに時間がかかります．忘れないように服用してくださいね．」ということになります．

まとめ

◎ 薬を連続投与する場合に，定常状態がある薬と，定常状態がない薬に区別して考えることが重要だとわかりました．着目すべきは効果発現時間が異なることです．定常状態がある薬はゆっくり効果が発現しますが，定常状態がない薬の効果発現は早いことがわかりました．したがって，それに付随し副作用の現れ方も自ずと異なります．

◎ 定常状態がない薬物は投与後すぐに副作用のチェックが必要です．それらを区別し服薬指導をすることが薬剤師には求められます．

◎ もちろん例外はあります．たとえば，「コニールは消失半減期が1.7時間と短いのに，なぜ効果が一日中持続するのか？」など，決して薬物動態学だけでは解けない問題も沢山あるわけです．

◎ 薬効と副作用の発現は薬物動態学と薬力学との積に患者さんの状態が相まって発現することを忘れてはなりません．例外にとらわれ過ぎてこの理論の有用性を見失うのは，あまりにももったいないといえるでしょう．

Case 4 Pharmaceutical Thinking Training

「俺はもっとしっかり薬を飲みたいんだ！」　頓服処方にご不満な高藤さん

　高藤さんは農業を営み，盛岡市近郊の町の道の駅で，ご自身が栽培した無農薬野菜を販売しています．粒が不揃いではありますが，農薬汚染がまったくないということで，地元のみなさんに大変喜ばれています．

　ふだん煙草は吸わないのですが，お酒が好きで晩酌の楽しみは欠かせません．そんなお酒の飲み過ぎが原因かはわかりませんが，40歳を過ぎたころから血圧が上がり始め，降圧薬を服用するようになりました．現在はエースコール錠4mg/日でコントロールされています．

　そして本日，動悸や息切れを感じ受診したところ，医師から上室性頻拍と診断され，「動悸がするときに1カプセル飲んでください」とサンリズムカプセル50mgが頓服で追加処方されました．

　高藤さんは薬局に来るやいなや薬剤師をつかまえ，矢継ぎばやに尋ねました．「サンリズムっていう薬は普通はどのくらい飲むのですか？」　私は思わず「25mgか50mgを1日3回でしょうかね」と答えてしまいました．ベテランの薬剤師さんであればきっと，「どうしたのですか？」とまずは訊くのでしょうが，うかつでした．「医者からは"動悸がしそうになったら飲め"と言われたのだが，その薬が10回分しか出なかった．俺はきっちりと薬を飲んで動悸や息切れを失くしたいんだ！」とのことで不満いっぱいでした．

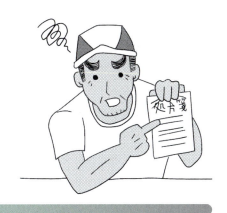

高藤さん　48歳，男性．体重60kg，高血圧，
　　　　上室性頻拍．
【処方】
1. エースコール錠4mg　　　1錠
　　　1日1回　朝食後　　　30日分
2. サンリズムカプセル50mg　1cap
　　　動悸がするとき　　　10回分

●目のつけどころ

　高藤さんは，サンリズムを定期処方してもらえなかったことに不安を感じているようですね．薬剤師として答えられることはきっとあるはずです．ここではサンリズムの効き方に着目してみましょう．

　単回投与時の最高血中濃度C_{max}を推測したい場面が時々あります．今回のように，必ず効いて欲しい"頓服投与"などは特にそうです．"痛みを止める"，"咳を止める"，そんなときに何を目安にしたらよいのでしょうか．外用薬であれば，直接効果が見えますので評価が比較的容易

ですが，内用薬の場合は"どのくらいの血中濃度があれば効くのか"を明らかにする必要がありますね．

そのためには2つの薬物動態値が明らかでなくてはなりません．それは，①生物学的利用率（F）と②分布容積（Vd）です．生物学的利用率（F）は投与された薬のうち，吸収されて体循環に入る薬の割合です．分布容積（Vd）は薬が分布する場所の大きさという表現をしましたが，実は体内薬物量と血中濃度の比例定数です．

ところが，この薬物動態値は添付文書で提供されることは少なく，インタビューフォームまでたどらなければならない場合が多いのが現状です．さらに，薬物血中濃度推測の技術にはもう一つ限界があります．それは有効血中濃度が必ずしも明らかになっているわけではなく，かつ広い範囲の血中濃度幅が示されることも少なくないことです．

❓Question

①高藤さんにはどのような服薬指導をしますか？
②有効血中濃度に幅がある薬の場合には，血中濃度はどこを目標にしたらよいのでしょうか？（たとえばインデラルは 30〜150 ng/mL という，実に5倍の有効血中濃度幅が示されています）

解説

分布容積とは薬が分布する場所の大きさ．それが単回投与時の最高血中濃度を決める．

Ⅰ．分布容積

体内の薬物量と，血中濃度の関係は以下のように示されます．

$$体内薬物量（X）＝分布容積（Vd）×薬物血中濃度（C）$$

体内薬物量と血中濃度は比例しますから，分布容積は比例定数です．ただ，XとCは刻々と変化していきますのでVdの値は定まりません．そこでXとCを固定できる一点をとります．それは投与直後です．

初期投与量（X_0），初期血中濃度（C_0）とすると $X_0 = Vd \times C_0$ となり，以下の数式で分布容積を求めることができます．

$$分布容積（Vd）＝\frac{初期投与量（X_0）}{初期血中濃度（C_0）}$$

いくつかの薬物の分布容積の値を図1に示しました．このようにVdはその薬物固有の値なのです．したがって，分布容積が大きいときには体内薬物量が大きく，分布容積が小さいとき

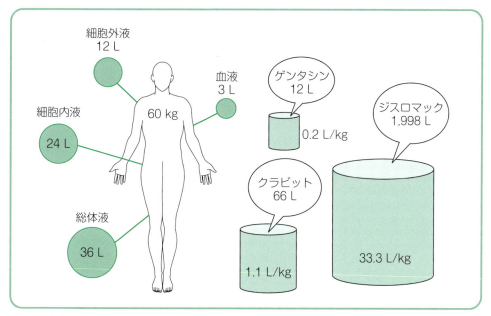

図1 分布容積

は体内薬物量が小さいのです.

　ここで一つ注意をしなければならないことがあります．分布容積は通常"/kg"で示されています．患者さんが肥満である場合には，分布容積も必要以上に大きくなりますから，それを防ぐためにBMI 30%以上の肥満の場合は体重の補正をする必要があります．理想体重（IBW）は以下の式で決まります．

$$理想体重（IBW）=50（女性は45）+2.3×\frac{身長（cm）-150}{23}$$

II．サンリズム最高血中濃度を推測

通常，薬の最高血中濃度Cmaxは下記のように求められます．

$$最高血中濃度（Cmax）=\frac{最大体内有効薬物量（F×S×Dose）}{分布容積（Vd）}$$

F：バイオアベイラビリティ，S：塩係数，Dose：投与量

サンリズムの薬物動態値は下記のとおりです
①有効血中濃度：0.2〜0.9μg/mL（添付文書）
②Vd：1.48L/kg×60kg＝88.8L（添付文書）
③F：0.8（インタビューフォーム）
④S：0.86（添付文書）

③バイオアベイラビリティ (F) に関しては、「投与後 24 時間以内に投与量の 75～86％が未変化体として、4.5～6.5％が代謝物として尿中に排泄された。連続投与の場合もほぼ同様の結果であった」というインタビューフォームの記載から、80％は体循環に入っていると想定し 0.8 としました。

④塩係数 (S) は投与量中の薬効を示す成分の割合です。薬は注射や経口薬にするために、効き目の本体を塩やエステルにします (図 2)。その部分は薬効には直接かかわらない部分なので、血中濃度から除外して考える必要があります。以下の式で求めることができます。

$$塩係数(S) = \frac{薬効を示す部分の分子量}{総分子量} = 1 - \frac{45.5}{317.85} = 0.86$$

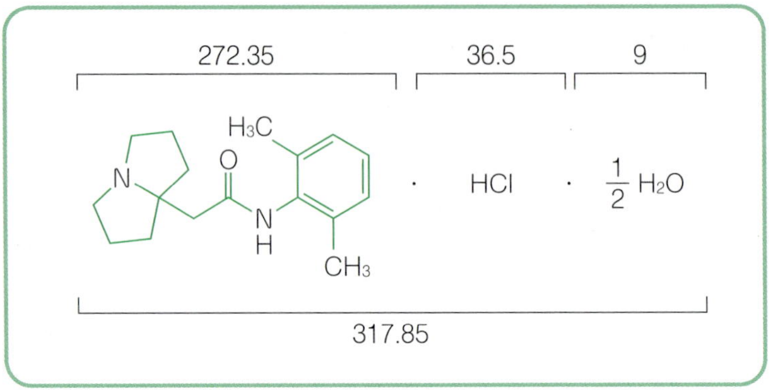

図2 サンリズムの構造式と分子量

したがって、サンリズムの最高血中濃度 Cmax は下記のように推定されます。

$$C_{max} = \frac{F \times S \times Dose}{V_d} = \frac{0.8 \times 0.86 \times 50mg}{88.8L} = 0.39 mg/L = 0.39 \mu g/mL$$

Ⅲ．ここで注意！ 分布容積の捉え方

分布容積の捉え方は 2 通りあります。薬物動態学の権威である堀了平先生 (京都大学教授) は、単回投与時の分布容積を採用していますが、臨床薬物動態学の草分けとでもいうべき石崎高志先生 (元群馬大学医学部臨床薬理学教授) は、定常状態の分布容積 Vdss を使っています。本書ではそれぞれ①堀の Vd、②石崎の Vdss として解説します。

ジゴキシンを例に考えてみましょう。分布容積は、①堀の Vd は 9.5L/kg、②石崎の Vdss は 5.1～7.4L/kg となります。石崎の Vdss には幅がありますから、中間の 6.2L/kg を採用しました。仮にジゴキシンを 0.25mg/日を投与することとし、両者の分布容積で平均血中濃度を比較してみます。

①堀のVdを採用した場合

$$Cssave = \frac{F \times S \times Dose/\tau}{Vd \times Kel} = \frac{0.75 \times 0.86 \times 0.25\,mg/24hr}{9.5\,L/kg \times 60\,kg \times 0.017/hr}$$
$$= 0.0007\,mg/L$$
$$= 0.7\,ng/mL$$

②石崎のVdssを採用した場合（Vdss 6.2 L/kg）

$$Cssave = \frac{F \times S \times Dose/\tau}{Vd \times Kel} = \frac{0.75 \times 0.86 \times 0.25\,mg/24hr}{6.2\,L/kg \times 60\,kg \times 0.017/hr}$$
$$= 0.0011\,mg/L$$
$$= 1.1\,ng/mL\,（中毒域）$$

このようにVdの値の取り方によって違った結果が出ることに注意が必要です．

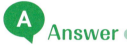

Answer

①患者さんへの説明

サンリズムカプセルのCmaxは0.39μg/mLと計算できました．高藤さんの処方では，添付文書に示されるサンリズムの有効血中濃度0.2～0.9μg/mLの範囲内にあることがわかります．もっともこの濃度は，サンリズムを服用したときに瞬間的に80%は吸収されているという前提に基づいているため，実際には0.39μg/mLより少し低いかもしれません．しかし，有効血中濃度内にあります．

「サンリズムを定期処方として飲まないと不安だ」という高藤さんに，薬剤師は次のように説明しました．

「サンリズム50mgは頓服でもお薬が効果を発揮する濃度（有効血中濃度）に入りますから，上室性頻拍の発作に関して効果があるとわかります．ただ，サンリズムは服用を続けているうちにだんだん効果が薄れて行く場合があります．そのときには，25mg 3回/日などの定期服用に変えていくのですよ．そのほうがこの素晴らしい薬を長く飲み続けられます．」と説明し，納得していただきました．

②目標血中濃度をどうするか？

有効血中濃度は幅をもたせて表記されています．私たちはどこを目標に投与設計を行ったらよいのでしょうか．

目指すポイントは3点です．安全性を重視して投与する必要があればCmin，必ず的確な効果が必要ということになればCmax，標準的な効果が欲しい場合はCave，を目標にすればよいでしょう．インデラルの場合，有効血中濃度は30～150ng/mLですから，Cmin 30ng/mL，Cmax 150ng/mL，Cave 90ng/mLとなります．この基準でそれぞれ公式にあてはめると，目標とする投与量を算出することができます．

しかし，そのときの状況によっては目標血中濃度を明確に決められないほかに，有効血中濃度が明らかにされておらず指定できない場合もあるわけです．"こういう場合には，どこを目指すか"を決めておけばよいでしょう．それは薬によっても，患者さんの状況によっても異なります．

まとめ

◎ 薬が分布する場所の大きさを分布容積（Vd）といい，それが単回投与時の最高血中濃度を決める，というテーマで解説しました．目標をCmin，Cmax，Caveのいずれかに決めて投与設計を行うとき，薬物動態学上最も重要な要素はVdです．ところが，各薬のVdのデータをみると，記載にバラつきが多いことに気がつきます．Vdは単回投与時の値と，定常状態の値があり，そのどちらをとるかによって算出される投与量が違ってきます．慎重に最適なデータを峻別し，場合によっては実際に血中濃度を測ってその患者さんのVd値を手に入れる必要があります．

◎「薬物血中濃度の推測と投与設計」というテーマを積極的に提案してきましたが，このテーマは一般的にかなりハードな提案だと思います．しかし，ここにトライするということは，薬物の薬物動態学的特徴を把握しなければならないなど，基本的な知識体系や技術の習得が必要とされますので，必然的にわれわれの実りも大きいのではないかと感じます．

◎ 医師や看護師の仕事と，薬剤師の仕事は相対的に独立している，あるいは独立しなければならない．これは私の30歳代のころからの持論です．このことに関しては今もまったく変わりはありませんし，これからもきっと変わらないと思います．ここで，なぜ血中濃度の推測に基づいた薬物投与設計を提案してきたのかを明らかにしたいと思います．

◎ 医師からの疑問は，「本当に推測どおりの血中濃度になるの？」の一点に尽きます．それを言われてしまうと，「あくまでも推論ですからわかりません」としか言いようがありません．今回のテーマのように分布容積のデータの取り方で結果が変わるわけですから，そう言うしかないのです．

◎ しかし，それをやったことで次の一言が言えるのです．「じゃあ，先生，この薬の血中濃度を測って確かめてみましょう」と．たった1回でも薬の血中濃度データを入手し，医師が薬剤師の推測どおりの結果であると確認できると，今後の展開が天と地ほどに違ってくるのです．理想的な血中濃度を求めて投与量，投与間隔の提案ができるのですから．

Case 5　Pharmaceutical Thinking Training

娘さんと大の仲良し．元小学校教諭の赤坂さん

　赤坂さんは 34 歳になる未婚の娘さんとのふたり暮らしです．小学校の先生をしていたのですが，60 歳で引退しました．病識もあり，知性も高い素敵なご婦人です．

　てんかんは遺伝性で 40 歳代に発症したとのこと．痙攣を伴う大発作ではなく，ときどき意識を失くしてしまう精神運動性発作です．その治療のために電車で 30 分かかる隣町の H 市 H 病院に通っています．

　また，最近になり関節リウマチを発症したため，自宅近くの A 病院にも通い始めました．肝・腎機能の検査値は基準値以内にあり，ほかに合併症はありません．

　そんな赤坂さんは最近，「プレドニンを飲むようになったら，てんかん発作の回数が増えたような気がする」と薬剤師に訴え始めました．「お母さん，このごろ発作が多いよ」と娘さんに言われたためです．自覚症状はなく，いっしょに暮らしている娘さんが，発作の回数が増えていることに気がつきました．

赤坂さん　65 歳，女性．てんかん，関節リウマチ．

【H 病院処方】
1. ヒダントール錠 100mg　　2 錠
   テグレトール錠 200mg　　2 錠
   　　1 日 2 回　朝夕食後　　30 日分

【A 病院処方】
1. プレドニン錠 5mg　　1 錠
   　　1 日 1 回　朝食後　　30 日分
2. タガメット錠 200mg　　3 錠
   　　1 日 3 回　毎食後　　30 日分

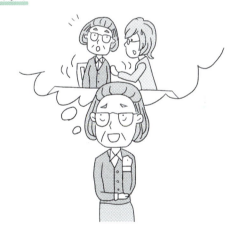

目のつけどころ

　てんかん発作が頻発するのは，てんかんの悪化なのか，薬のせいなのか．その判断が必要な事態はよく訪れます．私はまずこう考えました．てんかんの発作が増えたのは，ステロイドの併用で抗てんかん薬が酵素誘導を受けた結果，血中濃度が低下しているためではないだろうか．はたして今回のケースではどうでしょうか．

　患者さんにどの薬を投与するのかは，通常は医師が決めます．しかし，どれくらいの量を投与するかについては，薬剤師に委ねられる場合がしばしばあります．どうやって量を決めたらよいのか迷いますね．

なんらかの理由で，薬物投与量の変更を行わなければならないときは間々あります．たとえば，効果が出ない場合や副作用が起きたときなどです．そのとき薬剤師が医師に対し，科学的な投与量変更の提案を行うことは決定的に重要です．

いくつかの理論体系がありますが，今回は薬物投与量と薬物血中濃度が比例する場合の「投与量の変更」に迫ってみましょう．

Question

赤坂さんのてんかん発作が増えた原因はどこにあるのでしょうか？　それはどうすれば解決できますか？

解説

薬物投与量と薬物血中濃度が比例する場合の，投与量の変更のしかた

Ⅰ．薬物投与量変更の基本的な技術

抗てんかん薬や関節リウマチ治療薬の投与量の変更はどう行うのでしょうか．また，日常的なステロイド使用に対して，どのような服薬指導をしたらよいのでしょうか．

抗てんかん薬の薬物療法は，患者さんが薬を確実に飲めるように服薬管理を行うことが特に重要です．また，てんかん発作の有無や頻度の観察が欠かせません．

関節リウマチにおいても，病状が進まないように，医師がステロイドをどう使っていこうと考えているのか．これも重要な問題です．

今回赤坂さんに処方されているものはどれもメジャーな薬物です．特にH病院処方の抗てんかん薬は有効血中濃度が定められており，血中濃度の管理が必要です．なんとか血中濃度の情報を得たいところです．

Ⅱ．文献検索による問題の解決

私はまず，患者さんが言うとおり副腎皮質ホルモンの薬物代謝酵素誘導を疑いました．文献検索を行い，デキサメタゾンによる抗てんかん薬の酵素誘導についての情報を得ることができたのですが，プレドニゾロンによるものは見つけることができませんでした．

こういう場合は，"プレドニゾロンによる抗てんかん薬の酵素誘導の文献はなかった"という結論になります．決して，"デキサメタゾンで起きるのだから，同系統の副腎皮質ホルモン薬のプレドニゾロンでも起きるかもしれない"ではないのです．薬効のポテンシーも違いますし，現れる副作用の程度も違いますから．

文献検索も一定の方法で科学的に行う必要があります．検索は網羅性を重視する場合と適合性を重視する場合があり，それらを区別して検索する必要があります．

特に，網羅性を重視しなければならない場合，たとえば「この薬によるこの副作用は今まで報告があるのか？」について検索する場合では，MEDLINE（米国国立医学図書館作成の医学文献データベース）のみならず，必ずEMBASE（オランダエクセプタメディカル作成の医学・薬学文献データベース）も検索する必要があります．

適合性を満たすためには，それを証明する文献が1例あればよいのですが，程度の大きさや対策などを調べるため，上記のほかにJDREAMやiyakuSearchなどの日本のメジャーなデータベースはなるべく検索してみることをお勧めします．1例しかない場合と複数例がある場合とでは，やはりデータの信頼性が異なると思います．

Ⅲ．投与量の変更

薬物投与量の変更は一次速度過程が成立する線形薬物の場合と，ゼロ次速度過程が入る非線形速度過程が成立する場合の2つがあります．非線形速度過程はミカエリス・メンテン式で投与量を決めるのですが，これに関しては章を改めて展開いたします．

一次速度過程が成立する場合，つまり線形薬物の投与量を変えるとき，現血中濃度がわかる場合には，目標血中濃度を決めて下記の式で変更できます．これは薬物投与量と血中濃度は比例するので当然ですね．

$$新しい投与量 = 現在の投与量 \times \frac{目標血中濃度}{現在の血中濃度}$$

実は何回もこの式を実臨床で試していますが，現血中濃度が明らかになっている場合は，血中濃度は大体投与量に比例して増減します．これは一度患者さんの血中濃度を測定して，その実際の値に基づいて投与設計を行うからですね．

Ⅳ．赤坂さんの抗てんかん薬血中濃度と投与量決定

やはり，血中濃度のデータが欲しいのですが，保険薬局ではままなりません．どうしても，赤坂さんの抗てんかん薬血中濃度がないと，これ以上投与設計を続けることは困難です．そこで，赤坂さんのてんかんの管理をしているH病院の薬剤部に事情をお話しお願いしたところ，心よく抗てんかん薬の血中濃度を教えていただけました．同様の問い合わせを他病院の薬剤部にしたことがありますが，「守秘義務に違反するのでお教えできません」と言われたことがあります．この薬剤師さん"ほんとに医療人なのかなあ"と思い，がっかりしたことがあります．自分の保身を優先させることは，患者さんをみていないということです．

教えていただいた赤坂さんの抗てんかん薬の血中濃度は，①フェニトイン17.9 μg/mL，②テグレトール4.62 μg/mLでした．フェニトインは有効血中濃度が10～20 μg/mLですから，理想的な血中濃度です．通常20 μg/mL近くまでもってくることは難しいと思います．いつ非線形になって血中濃度が急速上昇してしまうか，わからないからです．もしかしたら，関節リウマチに投与されているタガメットがフェニトインの代謝酵素阻害薬として働き，結果的にフェニトイン濃度が上がったのかもしれません．

しかし，問題はテグレトールの血中濃度です．4.62 μg/mLですから，テグレトールの有効

血中濃度 4〜12 μg/mL を切る寸前です．テグレトールは酵素誘導をする薬であり，長期間投与によって自ら代謝酵素を誘導し，血中濃度を下げます．この現象が起きているのではと思いました．とはいえ，解決手段は増量しかありません．テグレトールは頭打ち型の非線形薬物ですから，投与量変更の一定の計算式の理論は適用できません．テグレトールの血中濃度が低いので，血中濃度は投与量に比例すると仮定し，下記比例式を使うほかないのです．

　さて，それではテグレトールの目標血中濃度をいくらにするのか考えましょう．テグレトールの場合，4 μg/mL，12 μg/mL，8 μg/mL の3つの選択肢があります．ここは治療域 4〜12 μg/mL の中間，8 μg/mL を目指すことにしましょう．

$$新しい投与量 = 現在の投与量 \times \frac{目標血中濃度}{現在の血中濃度} = 400\,mg \times \frac{8\,\mu g/mL}{4.6\,\mu g/mL} = 696\,mg$$

　つまり，696 μg/mL を投与すれば，8 μg/mL のテグレトール血中濃度を達成できます．実際的な投与量は 700 mg/日になるだろうと思います．つまり，赤坂さんの場合，テグレトール 400 mg/日投与時の血中濃度（実測値）は 4.6 μg/mL だったので，700 mg/日を投与すれば，大体 8 μg/mL の血中濃度（目標値）を得ることができます．

　しかし，テグレトールは自己酵素誘導を行う薬ですので，やがてまた血中濃度が低下していくことが予測されます．そのときにはまた同様に比例式で投与量の補正を行うしかないのかなあと思います．

A Answer

　赤坂さんに抗てんかん薬は，フェニトインとテグレトールが処方されていました．フェニトインは申しぶんない血中濃度を示していますが，いかんせん，テグレトールの血中濃度が低過ぎます．これが頻発する発作の原因と考えられますので，まずテグレトールを有効血中濃度の半分あたりまで，上げてみることが必要です．テグレトールの血中濃度は投与量に比例しないのですが，ここでは比例すると仮定し，血中濃度 8 μg/mL を目標とし，テグレトールを 400 mg/日から 700 mg/日に増量することを医師に提案しました．

まとめ

◎投与量の変更提案は，ときとして薬剤師の重要な役割です．そのための理論体系を整理しておきたいと思います．線形薬物の場合は比例式が，非線形薬物の場合はミカエリス・メンテン式が用いられるわけですが，今回のように頭打ち型非線形の場合には確たる理論はありません．しかし，今回は低用量ということで一次速度式を使いました．

◎薬剤師が臨床に関与するようになると，まず最初に参加するのが"投与量の決定"であることが多いように思います．薬物動態学を駆使しながら投与量を決めていくわけですが，薬剤師の推測どおりの血中濃度におさまると，最初は医師はびっくりします．そして，次からは"この薬はどうなのだろうか？"などと相談してくれるようになります．さらにほかの医師からも相談があったりして，だんだん薬の選択に参加するようになると，副作用の予測やチェックやTDMなど新しい薬剤師業務の展開が必要になっていきます．そうして，薬剤師の技術が臨床で役に立つようになります．とても嬉しいことですね．今回は投与量の変更理論に迫ってみました．

Case 6　Pharmaceutical Thinking Training

元県庁マン．アクティヴに余生を楽しむ宇田さん

　宇田さんは，現在70歳になったばかりの男性です．定年退職されるまで県庁にお勤めされていました．退職後もスポーツジムに通い，釣りやゴルフをこなし生活を楽しんでいる，大変活発な方です．

　ウイルス性肝炎の既往があります．B型肝炎で発症は20年以上前とのことですが，現在は肝機能の数値もすべて基準値以内です．HB抗体陽性で症状はありませんが，ウルソ錠が投与されています．

　高血圧のため，アテレック錠で治療されています．血圧はずっと落ち着いていたのですが，最近少し高くなってきました．本日診察室での血圧は146/92 mmHgです．さらに動悸がするので心電図検査をしたところ，上室性頻拍が発現していることがわかりました．血圧も高めであるため降圧効果も期待し，インデラル錠10mg 6錠が本日はじめて追加処方されました．

宇田さん　70歳，男性．高血圧，上室性頻拍，肝炎既往．
【処方】
1. アテレック錠 10mg　　　　1錠
　　　1日1回　朝食後　　　28日分
2. ウルソ錠 100mg　　　　　3錠
　　　1日3回　毎食後　　　28日分
3. インデラル錠 10mg　　　　6錠
　　　1日3回　毎食後　　　28日分

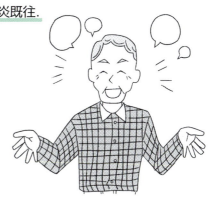

👁 目のつけどころ

　肝疾患の既往がある宇田さんに，肝消失型薬物インデラル錠が追加処方されました．インデラルの代謝，消失はどうなるのか気になるところです．

　腎機能の低下に伴う薬物動態の変化については詳細に語られることが多いのですが，肝機能が低下している場合の肝消失型薬物の投与量の変化について語られることは少ないと思います．それはどうしてなのでしょうか．

　検査で肝機能低下が定量的に表されることが少ないからかもしれません．たとえば，BSPやICGなど色素負荷試験は肝血流や異物排泄能を判定できますが，この値と肝臓からの薬の排泄能とはあまり相関しません．さらに肝臓はとても代償能力が大きい臓器ですから，少々機能が低下しても薬が問題なく代謝されることも一因と考えられるでしょう．ところが私たちは薬剤師ですから，肝機能と肝消失型薬物の関係を推測しながら，薬の専門家としてよりよい薬物や

投与法の選択をしなければなりません．

　薬物動態と関係が深い肝機能検査値はA/G比ではないかと私は考えます．肝臓でアルブミンはつくられ，薬はそのアルブミンと結合して体内を巡ります．アルブミンの濃度が上昇することはありません．したがって，A/G比の低下は肝炎，肝硬変，肝がんの進行状況を示します．

　また，薬の肝臓からの消失を考えるとき，肝抽出率（E）という，もう一つ重要なパラメータがあります．肝抽出率（E）は，肝消失型薬物が最初に肝臓を通った際に代謝される割合です．このEの大小によって薬物動態は大きく変わります．

? Question

　インデラル錠の薬物動態学的特徴について検討して，宇田さんに投与されたインデラルがどのような薬物動態を示すのかを推測してください．

解説

肝機能が低下している場合，肝消失型薬物はどのような薬物動態をみせるのか？

Ⅰ．肝疾患患者さんへの肝消失型薬物の併用

　肝炎の既往がある患者さんには「肝臓での薬の代謝負荷を少なくするために肝消失型の薬を避ける」ということは，よい工夫だと思いますが，実際には必ずしもそういかない場合もあります．なぜなら，肝消失型薬物と腎排泄型薬物の数では肝消失型薬物がかなり多いので，"肝機能低下者には適切な腎排泄型薬物を投与する"ということにすると，対応できなくなる可能性が出てきます．肝消失型薬物でも臨床的に問題がなければよしとすることが必要です．でも代謝負荷をかけているのは事実ですので，そのことを認識することは大切です．

　肝障害患者さんに肝消失型薬物を投与せざるを得ない場合はどんなことに注意したらよいのでしょうか？　肝炎既往の宇田さんはアテレック錠で高血圧を良好にコントロールされてきました．アテレック錠は添付文書に尿中に未変化体は排泄されないとありますので，肝消失型カルシウム拮抗薬です．肝消失型薬物は肝疾患時にはどのような薬物動態を示すのか？　ということを理解しながら，注意深く観察していくことが必要です．

Ⅱ．肝抽出率（E）とは

　肝抽出率（E）とは，肝消失型薬物が最初に肝臓を通った際に代謝される割合ですから，つまり，Eは初回通過効果の割合です．このEで肝消失型薬物を2つに分類することができます．通常，$E \geq 0.7$であれば高肝抽出率，$E \leq 0.3$であれば低肝抽出率とされます．高肝抽出率の場合は肝クリアランスは肝血流量に依存し，低肝抽出率の場合は肝クリアランスは肝血流量からはかなり独立しており，肝細胞の機能によって決まります．そして各々は肝疾患時に異なる薬

物動態を示します．

表1に肝抽出率（E）による薬物分類を示しました．宇田さんに投与されたインデラル（プロプラノロール）は，E≧0.7で高肝抽出率を示します．

表1　肝抽出率（E）による肝クリアランス		
E ≦ 0.3	E = 0.4〜0.6	E ≧ 0.7
カルバマゼピン ジアゼパム インドメタシン ナプロキセン ニトラゼパム フェノバルビタール フェニトイン プロカインアミド サリチル酸 テオフィリン バルプロ酸 ワルファリン	アスピリン キニジン コデイン ニフェジピン ノルトリプチリン	アルプレノロール コカイン デシプラミン リドカイン メペリジン モルフィリン ニコチン ニトログリセリン ペンタゾシン プロポキシフェン プロプラノロール ベラパミル

（杉山雄一ほか：分子薬物動態学，南山堂，2008）

Ⅲ．肝抽出率（E）による薬物動態の違い

肝抽出率（E）による薬物動態の違いを図1で示しました．高肝抽出率（E≧0.7）の薬を慢性肝疾患患者や高齢者に投与すると最高血中濃度Cmaxが大きく増加しますが，低肝抽出率（E≦0.3）の薬を慢性・急性肝臓病患者に投与するとCmaxは上がりませんが$t_{1/2}$が延長します．このように肝疾患や加齢などのファクターは肝消失型薬物の動態に大きな変化を与え，薬効・副作用に影響します．

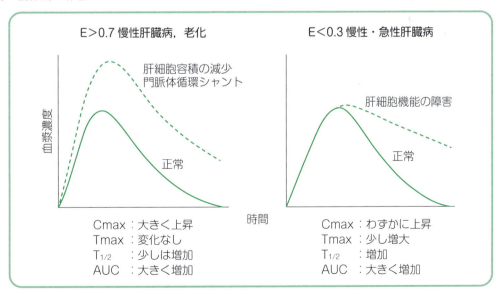

図1　肝抽出率（E）による薬物動態の違い
（守田嘉男：老年期の薬物動態学，薬業時報社，1991）

肝臓の機能低下による薬の代謝・消失を定量的に表す検査値はありません．高肝抽出率の薬（リドカイン，ニトログリセリン，プロプラノロールなど）の場合は，血中濃度の上昇がみられるかもしれないので，減量が必要になる場合があります．また，低肝抽出率の薬（ジアゼパム，フェノバルビタール，フェニトイン，サリチル酸，ワルファリン，バルプロ酸など）の場合は，消失半減期が延長する可能性があり，減量や投与間隔の延長が必要になるかもしれません．しかし，その減量基準や目標値などは明確に定められないのが現状です．

Ⅳ．肝血流量依存と肝固有クリアランス依存

プロプラノロール，リドカインなどは肝血流量依存性であり，肝初回通過効果の大きい薬です．これらの薬は肝臓に多くの血液が流れるほどよく代謝されます．ただ，食事などによって肝血流量が増加した場合，肝代謝の飽和が起こるので，この場合は代謝されずに素通りする薬の割合が高くなります．

肝硬変などを引き起こすと，肝臓は門脈から十分な血液を受け取れなくなり，その結果として門脈側の圧力が高まり，側副血行路（新たに形成される血液の迂回路）が形成され，そこを血液が通るようになります．側副血行路を通る血液が増えるぶんだけ実質肝血流量が低下するため，肝硬変では薬物代謝が減少します．

肝固有クリアランス依存性の場合は，肝抽出率（E）が小さい薬の場合，肝臓における代謝酵素活性が減少することで肝クリアランスに影響を与えます．この場合，肝血流量の変化はあまり影響ありません．

つまりEが大きい薬を，慢性肝臓病患者や高齢者に投与すると最高血中濃度が大きく上昇しますので，薬効が強く現れたり，急に副作用が出現します．Eが低い薬を慢性・急性肝臓病患者さんに投与すると消失半減期が延長しますので，薬効が持続したり副作用がだらだらと長く続いたりします．

Ⅴ．宇田さんの処方の場合

図2にインデラル40mgを若齢者に投与した場合の血中濃度と，高齢者に投与した場合の血中濃度を示しました．高齢者のCmaxは実に若齢者の4倍を示しています．ただでさえ脈拍数の減少しがちな高齢者では，徐脈傾向は避けられないことでしょう．

アテレック錠は肝消失型薬剤であるため，肝疾患がある宇田さんは腎排泄型の降圧薬に変更すべきではないか，という考え方がありますが，医師は処方する際に薬が腎排泄型か，肝消失型かにあまりこだわっていないのが現状でしょう．しかし，基本的には同じ薬効を得られるなら，少しでも患者さんの負荷を減らしたほうがよいのかも知れないですね．宇田さんのアテレック錠投与については服用期間が長いこと，高血圧も良好に管理されていることから，現在の処方のままでよいのではないでしょうか．ちなみにカルシウム拮抗薬のほとんどは肝消失型薬物です．

また，インデラルは肝消失型で肝抽出率Eが高い薬物です．60 mg/日は多過ぎるのでという心配があります．しかし，プロプラノロールの有効血中濃度が30〜150 mg/dLと広いことから，徐脈発現の様子をみて，ひどいようだったら減量を提案するのがよいかと思います．

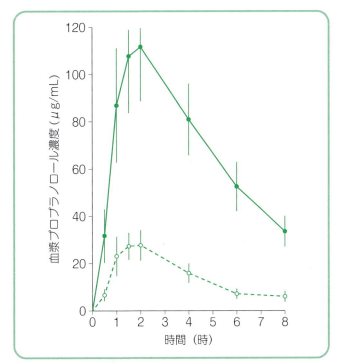

図2 年齢の差によるインデラル血中濃度比較
(守田嘉男：老年期の薬物動態学，薬業時報社，1991)

　プロプラノロールを単回投与したときの血中濃度は，若齢者と高齢者で4倍くらい違ってきます．知らないと怖いですね．

A Answer

　インデラルの薬物動態を知るには，インデラルの性格を知らなければなりません．まず，インデラルは肝臓で代謝されて薬効を失う肝消失型薬物であることを明らかにしなければなりません．次いでインデラルは肝臓でどのような初回通過効果を受けるのか，つまり，肝抽出率（E）はどのくらいかということを明らかにします．インデラルのEは0.7以上であることから，肝血流量に依存する薬物であることがわかります．したがって，肝疾患患者に投与すると，血中濃度が上がり危険であることが推測できます．低投与量から開始して注意深く観察する必要があるでしょう．しかるに今回は60 mg/日の投与量ですから，要注意ですね．徐脈になるようであれば減量が必要でしょう．

まとめ

◎ 今回のポイントは肝機能が低下している場合の，肝消失型薬物の薬物動態を探ることです．これに関する結論は，"肝機能低下者には腎排泄型薬物を投与する"という原則に必ずしもこだわるべきではないということです．薬は肝消失型薬物のほうが圧倒的に多いので，そういう原則的投与が必ずしもできるわけではありません．臨床症状が落ち着いていればよしとすることです．

◎ また，肝抽出率（E）のデータは見つけることが困難です．そういう場合は初回通過効果が，大きいか小さいかを探ることです．そのデータは，製薬会社に依頼すれば必ず手に入ります．そして，患者さんの薬物動態がどのように変化しているのかを注意深く見守りましょう．

◎ この症例の宇田さんの実際の経過では，インデラル錠 60mg/日の投与をやめて，腎排泄型 β 遮断薬テノーミン錠 25mg×3 の投与に変更になりました．

Case 7　Pharmaceutical Thinking Training

老舗百貨店の元エース．ワーファリン服用中の山田さん

　山田さんは75歳の男性です．大学卒業後，地元盛岡の老舗デパートに入社しました．それ以来デパート一筋で，営業畑や総務部門で働き，まわりの同僚や後輩からも一目おかれる存在でした．一男一女の子宝にも恵まれ，長男は製薬会社に勤務しており，長女はすでに嫁いでいます．現在は奥さまとふたり暮らしです．ご夫婦とも持病があり，何らかの薬を服用している状態ですが，比較的元気に暮らしています．

　内科クリニックには，高血圧と心房細動のため通院中です．心房細動は定年退職の年である65歳に発症したとのことで，もう10年以上経ちます．「やっぱり働いていないと病気が寄ってくるのかなあ」とおっしゃっていました．

　ここ5年ほどは抗凝固薬ワーファリンを服用しています．先日も内科から30日分の定期処方があったばかりです．

山田さん　75歳，男性．高血圧，心房細動．
【内科処方】
1. ワーファリン錠1mg　　　　2.5錠
   バイアスピリン錠100mg　　1錠
   　　1日1回　朝食後　　　30日分

【皮膚科処方】
1. プレドニン錠5mg　　　　　4錠
   　　1日1回　朝食後　　　30日分

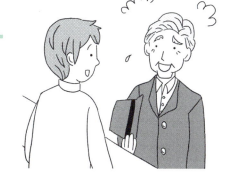

　そのわずか3日後，ワーファリンがプラザキサに変更となりました．内科医からは，「ワーファリンが効き過ぎているので，明日は納豆を食べ，ワーファリンを中止するかわりにプラザキサを服用してください．原因は皮膚科から出ているプレドニンの影響でしょう」と説明があったそうです．

　また，皮膚科で慢性湿疹の治療をしておりプレドニンを併用中です．ワーファリン手帳をみせてもらうとPT-INRが3.42（基準値1.6～3.0）でした．あまりにも高かったため，医師はワーファリンからプラザキサに変更したのでしょう．

【本日処方】
1. プラザキサカプセル75mg　　4cap
   　　1日2回　朝夕食後　　　30日分

目のつけどころ

休薬期間を設けることなく，いきなりワーファリンからプラザキサに変更して大丈夫なのでしょうか．医師は納豆を摂ることでワーファリンの効果減弱を期待したようですが，薬剤切り替え時の適切な対応といえるのでしょうか．山田さんは PT-INR の数値もかなり高いので，なおさら心配です．

Question

①ワーファリンから抗血液凝固薬に代える際には，どのようなことに注意したらよいのでしょうか？
②抗血液凝固薬と抗血小板薬との併用時に注意すべき点は？

解説

抗血液凝固薬の変更はどうするのか．特に注意しなければならないことは？

I．抗凝固薬の併用リスク

　Beers Criteria をご存知でしょうか．1991 年に米国の医師 Beers によって発表された，世界初の高齢者に注意する薬のリストです．Beers はしばしば日本を訪れ，今井博久先生（国立医療科学院疫学部長）と協力し Beers Criteria Japan をつくりました．Beers Criteria および Beers Criteria Japan には，抗血液凝固薬つまりワーファリンなどを投与されている患者さんへのアスピリンの併用投与は危険とされ，避けたほうがよいと書かれてあります．

　『高齢者の安全な薬物療法ガイドライン 2015』（日本老年医学会編集）においても，複数の抗血栓薬（抗血小板薬，抗凝固薬の併用療法）は出血リスクが高まるとして単独投与が勧められています．山田さんの症例の場合，ワーファリンが体内にある 21 日間はプラザキサと併用という状況ですので注意が必要です．

　しかし，みなさんは実際に両者が併用されている処方箋をしばしば見かけていると思います．その理由は次のとおりです．

　血栓には，血小板由来の白い血栓と，フィブリン由来の赤い血栓があります．この血栓の種類によって，使用される薬剤がまったく異なります．白い血栓にはアスピリン，パナルジン，プラビックスなどの抗血小板薬が，赤い血栓には，ワーファリン，プラザキサ，イグザレルトなどの抗血液凝固薬が用いられます．つまり，必然的に併用しなければならない場合もあるのです．今回はこの抗血液凝固薬を変更する際に注意しなければならないことについて検討したいと思います．

II．ワーファリン療法

　ワーファリンはビタミンKの合成を阻害して心臓由来の血栓が脳梗塞を起こすことを防いでいくために使われます．通常ワーファリゼイションのコントロール指標は，トロンボテストとPT-INRによって行われます．

　トロンボテストはPIVKA (protein induced by Vitamin K absence or antagonists) の影響も含めた凝固活性を反映し，ワーファリンによる抗凝血薬療法のモニターに使います．基準値は70～130％ですが，ワーファリンが投与されている場合には目標値を20％程度にして，心臓由来の血栓形成を防ぐようにワーファリンの量を調節します．

　ワーファリンの経口抗凝固療法治療域はPT-INRを基準にして行われ，①肺血栓塞栓症，深部静脈血栓症1.5～2.5，②人工弁置換術患者2.0～3.0などとされています．4.0を超えると出血の危険性が高まるとされております．

III．ワーファリンからほかの血液凝固薬に代える基準

　プラザキサの添付文書の〈重要な基本的注意〉に，「ワルファリンから本剤へ切り替える際には，ワルファリンを投与中止し，INRが2.0未満になれば投与可能である」記載されています．このことはワーファリンからみても重要です．それはワーファリンの消失半減期が通常は100時間であることにあります．

　仮に，体内からワーファリンが消えるのに消失半減期の5倍かかるとすれば，100時間×5＝500時間，つまり約21日間かかります．これはこのまま調剤するわけにはいきません．疑義照会の対象です．

　さらに，プレドニンとワーファリンの相互作用について，医師は「プレドニンの影響でPT-INRが高くなったのだろう」とお話しになりましたが，添付文書にはプレドニンを併用するとワーファリンの効果が減弱する (PT-INRは低くなる) とも記載されています．何かほかに原因があるのかもしれません．

　ただ，一つだけ注意することがあります．臨床においては検査値が間違っているケースもある，ということです．この場合はすぐにワーファリンの減量を行うのではなく，PT-INRを再検査してみる必要があります．検査データを過信しないようにしましょう．

IV．抗血小板薬について

　血小板血栓は動脈にできやすいという特徴があります．動脈硬化の場合は特に，そのリスクが高まるため注意が必要です．抗血小板薬を投与する必要がありますが，薬理作用が強く出過ぎる場合もあるため，出血傾向に注意しなくてはなりません．

　さらに，抗血小板薬は効果発現までの時間に差異があります．たとえばアスピリンの場合，投与後約1時間で効果を発現しますが，シロスタゾールでは6時間，クロピドグレルは24時間かかります．したがって，手術前の場合，アスピリンが7日前から，シロスタゾールは3日前から，クロピドグレルは14日前から投与を中止するとされています．

V．疑義照会とその結果

　以上の理由から，今回の山田さんのケースでは疑義照会が必要です．なぜなら，ワーファリンからほかの抗血液凝固薬に変更するには，添付文書上"PT-INR が 2.0 を切ってから"という条件があるためです．当然医師に問合せをしました．

　医師はその条件には気がついていませんでした．そこで，①ワーファリンが体内から消失するには通常消失半減期の 5 倍かかること，②ワーファリンが消失するのには 21 日間はかかること（ワーファリンの消失半減期 100 時間×5＝21 日）を伝えました．

　しかし，そんなに長い間有効量のワーファリンが体内にあるとは思えません．「とりあえず 100 時間（体内のワーファリンの血中濃度が半減するに要する時間），つまり 4 日間ワーファリンを中止した時点で PT-INR を再検査し，その結果をもとに考えてみたらよいのではないかと思います．」と提案しました．医師は「そうかなるほど．では，ワーファリンを 4 日間中止にしよう．」と薬剤師の提案を受け入れました．納豆に関しては「ワーファリンを中止にするから"納豆は食べなくてもよい"と患者さんに伝えてください」とのことでした．

　実は"ワーファリン 4 日間中止"の提案は消失半減期に基づいて提案したものですが確固たる理論はなく，消失半減期の 100 時間後に再び経過観察してみようという思い切った決断でした．ただ，山田さんは年齢が 75 歳であることから，e-Ccr は約 50% 低下しているだろうと推測できますので，今の Ccr は約 50 mL/min くらいと思われます．したがって，消失半減期が延長しているかもしれないという推測は成り立ちます．また，米国の薬物動態学者 Ritchel が"高齢者の体内薬物消失時間は若齢者の倍はかかる"と提言していることから，とりあえず，4 日後の PT-INR を知りたいという思いでした．とにかく，ワーファリンは PT-INR という指標があるので安心できます．

　その後の経過についてお話しましょう．PT-INR が 2.0 を下回ったのは結局ワーファリンを中止してから 8 日後でした．このときの内科医の処方箋のプラザキサの投与量は 300 mg/日投与から，220 mg/日に変更になっていました．医師もワーファリンの長い半減期に配慮したのでしょう．

Answer

　①ワーファリンから抗血液凝固薬に変える際に注意することは，まずワーファリンの消失半減期が 100 時間とかなり長いので，それに応じて体内消失時間も 3 週間（100 時間×5）と長いことです．したがって，抗凝固薬の休止期間が必要です．その期間の目安としては，ひとまずワーファリンの体内薬物量が半分になるころ，つまり消失半減期を経過したころに，PT-INR を測ってみることをお勧めします．それでも数値がまだ高いようならば，もう 1 半減期休薬してみましょう．

　②抗血液凝固薬と抗血小板薬の併用時に注意するポイントは，当然「出血傾向の発現」です．したがって，患者さんに「内出血や鼻血が出たりしたら，必ず伝えるように」と，前もってお話ししておきましょう．PT-INR の定期的な検査も必須です．

まとめ

- ワーファリンからプラザキサに変える場合には PT-INR が 2.0 を切ってからという条件がありました．いずれにしても，ワーファリンの効果が十分残っている時点でほかの抗凝結薬を併用することは出血の危険が高まるので注意しなければなりません．
- 一つ心しなければならないことがあります．それはワーファリンで PT-INR がコントロールされていた患者さんの PT-INR が突然低くなったり，高くなったりすることがあることです．食事や運動について何か日常と違ったのか，訊いてみても何も思い当たることがない場合が多いのです．このことは肝に銘じておきましょう．あわててワーファリンの増減で対処しないで，PT-INR を再検査することが必要です．
- また，納豆の効果について，たとえば 2〜3 日程度の比較的長い時間，抗血液凝固効果が持続する場合が多いことを憶えておきましょう．ワーファリンの効果に影響する薬剤や食物は多数存在しますので，ブロッコリーなどその他の相互作用についても情報収集につとめましょう．
- プラザキサの発売当初のセールスポイントは"ワーファリンと異なり，面倒な検査が要らない"ということでしたが，発売後まもなく出血による死亡例が数例報告されました．プラザキサは腎排泄型薬剤なので，高齢者や腎機能低下者では血中濃度が上昇しやすく，特に注意が必要です．そういった経緯を踏まえ，その後，投与時の検査チェック方法が提案され，安心して用いられるようになりました．

Case 8　Pharmaceutical Thinking Training

ジゴキシン服用中足のむくみと息苦しさが出た果物屋, 伊藤さん

　伊藤さんは果物店を営むスマートな店主です．2人の男のお子さんはとうに家を出て，ほかの仕事に就いていらっしゃいますので，お店は奥さんとふたりだけで切り盛りしています．毎日朝早く起きて，新鮮な果物の仕入をするのが伊藤さんの日課です．お客さんに美味しい果物を提供するのが生きがいだそうです．

　そんな元気な伊藤さんですが，足の浮腫みと息苦しさを感じて病院を受診しました．血液検査やX線検査などを行った結果，うっ血性心不全の初期症状との診断でした．それ以来，下記の薬を服用し治療を続けています．また，最近少し胃腸の調子が悪いとも訴えています．

　今回の伊藤さんの血清クレアチニン（S-Cr）は1.3mg/dL，ALTとASTは基準値内におさまっています．

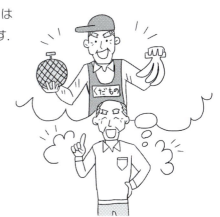

<u>伊藤さん　70歳，男性．身長169cm，
　　　　　体重60kg，うっ血性心不全．</u>
【処方】
1. ハーフジゴキシンKY錠0.125mg　　1錠
　　ラシックス錠20mg　　　　　　　　1錠
　　スローケー錠600mg　　　　　　　1錠
　　　　1日1回　朝食後　　　　　　30日分

👁 目のつけどころ

　男性のS-Cr基準値は0.6〜1.0mg/dLですから，S-Crが1.3mg/dLだった伊藤さんは，腎機能が低下していることがわかります．このような場合，腎排泄型薬物は血中濃度が上昇しやすく，薬効が増強し，副作用が発現するおそれがあるので注意が必要です．伊藤さんの場合は，具体的にどのようなことに注意が必要でしょうか．

　薬物動態値の変化のなかで，臨床に最も大きな影響を及ぼすのが消失半減期（$t_{1/2}$）です．しかし，加齢や腎機能低下によってすべての薬の$t_{1/2}$が延長するわけではありません．延長しやすい薬があって，延長しやすい場合があるのです．それはどんな場合で，どのくらい延長しているのでしょうか．そして延長すると具体的にどのようなことが起こるのでしょうか．延長した$t_{1/2}$の求め方も含めて考えてみましょう．

❓ Question

① 伊藤さんの推測ジゴキシン消失半減期（$t_{1/2}$）はどのくらいでしょうか？
② また，この場合の伊藤さんの推測ジゴキシン平均血中濃度（Css・ave）はどのくらいでしょうか？

解説

加齢や腎機能低下によって消失半減期が延長した場合の薬物投与を考えてみよう．

Ⅰ．ジゴキシンは腎排泄？ 肝消失？ 注意事項は？

　尿中未変化体排泄率（fu）0.7 以上の薬剤は腎排泄型ですから，fu 0.75 のジゴキシンは腎排泄型であることに気がつきます．ジゴキシンの効果増強，副作用発現に注意が必要ですね．ジゴキシン中毒の初期症状は胃腸障害です．伊藤さんの「胃腸の調子が悪い」という訴えは，もしかしたらジゴキシン中毒かもしれません．ジゴキシン血中濃度の実測値を知りたいところです．処方医に血中濃度測定を提案してみましょう．ジゴキシンの血中濃度がわかると，これから合理的な治療方針を立てるのに大いに役立ちます．

Ⅱ．処方医の目，薬剤師の目

　処方医は患者さんの年齢，体重も考慮して，ジゴキシンはハーフサイズを処方していますし，ラシックスも 20 mg/日投与で少量から始め，予想される低カリウム血症に対してスローケーを投与しています．処方は簡潔で処方意図も明確であり，Problem なんてあるのだろうかと感じます．

　しかし，薬剤師の目からみると，加齢と相まって，伊藤さんの腎機能は低下しており，腎排泄型薬物ジゴキシンの消失半減期を延長するかもしれないことに気がつきます．消失半減期が延長すると，どのようなことが予測できるのでしょうか．定常状態到達時間は薬物消失半減期の 5 倍ですから，消失半減期が延長すると定常状態到達時間が延長します．そして，定常状態の血中濃度は投与間隔が同じだとすると，以前の消失半減期の場合より高くなります．このことに着目するのは重要です．つまり，薬効が増強され副作用の発現があるかもしれないとがわかります．

Ⅲ．高齢者消失半減期の推測

　消失半減期は薬物動態値のなかで最も重要な値であると思います．しかし，通常添付文書などから得られるデータは若齢者の消失半減期で，高齢者のものではありません．そこで，高齢者の消失半減期を推測する方法を探ってみました．その薬の尿中未変化体排泄率とその患者さんの推測クレアチニンクリアランス値から，その薬のその人の推測消失半減期を求めることが

できるのです．
　高齢者消失半減期は，投与された薬の若齢者消失半減期を，加齢によって体内に残るであろう薬の割合で割ることによって得られます．その割合を求めるには薬の尿中未変化体排泄率および患者さんのクレアチニンクリアランスが必要です．つまり，下記の式で求めることができます．

$$\text{高齢者消失半減期} = \frac{\text{若齢者消失半減期}}{1 - fu \times \text{高齢者薬物消失能低下率}}$$

$$= \frac{\text{若齢者消失半減期}}{1 - fu \times \dfrac{\text{若齢者 Ccr} - \text{高齢者 Ccr}}{\text{若齢者 Ccr}}}$$

fu：尿中未変化体排泄率，Ccr：クレアチニンクリアランス

　この式からわかることは，fu が低ければ低いほど，高齢者 Ccr が大きければ大きいほど分母は 1 に近づくので，加齢や腎機能低下による消失半減期の延長は小さくなります．

Ⅳ．尿中未変化体排泄率（fu）について

　尿中未変化体排泄率（fu）は，体循環に入った薬物が未変化で尿中に排泄される割合を示します．ところが，添付文書の尿中未変化体排泄率は，投与量に対する割合を示しています．体循環に入った薬物量に対するものではありません．投与された薬がすべて体循環に入るわけではなく，吸収されず糞中にそのまま排泄される薬もあることに注意しましょう．したがって，正しい尿中未変化体排泄率を得るには，投与量に生物学的利用率を掛ける必要があります．つまり，下記の式で求めます．

$$\text{尿中未変化体排泄率} = \frac{\text{尿中未変化体排泄量}}{\text{投与量} \times \text{生物学的利用率}}$$

Ⅴ．推測クレアチニンクリアランス e-Ccr の求め方

ⅰ）年齢しかわからない場合

　26 歳から Ccr は 1%/年で減衰していくことを利用し，若齢者の Ccr を 100 mL/min とすると，下記の式で計算することができます．

$$\text{e-Ccr} = 100\,\text{mL/min} - (\text{年齢} - 25) \times 1.0$$

ii）S-Cr 値および性別，年齢，体重がわかる場合

下記の Cockcroft-Gault 式を使って計算できます．女性の場合は 0.85 倍にします．

$$\text{男性 e-Ccr} = \frac{(140-\text{年齢}) \times \text{体重(kg)}}{72 \times \text{S-Cr(mg/dL)}}$$

伊藤さんの血清クレアチニンは 1.3 mg/dL でしたから，Cockcroft-Gault 式で推測クレアチニンクリアランス e-Ccr を求めると，45 mL/min であることがわかります．

$$\text{e-Ccr} = \frac{(140-70) \times 60\text{kg}}{72 \times 1.3\text{mg/dL}} = 45\text{mL/min}$$

そこで，ジゴキシンの尿中未変化体排泄率を 0.75 とすると，若齢者のクレアチニンクリアランス (Ccr) を 100 mL/min，ジゴキシン若齢者消失半減期 ($t_{1/2}$) を 36 時間（日本薬局方）とすると，伊藤さんに投与されているジゴキシンの消失半減期は下記のように 59 時間に延長していることがわかります．

$$\text{高齢者消失半減期} = \frac{\text{若齢者消失半減期}}{1-\text{fu} \times \dfrac{\text{若齢者 Ccr} - \text{高齢者 Ccr}}{\text{若齢者 Ccr}}}$$

$$= \frac{36\text{hr}}{1-0.75 \times \dfrac{100\text{mL/min} - 45\text{mL/min}}{100\text{mL/min}}} = 59 \text{ 時間}$$

VI．ジゴキシン消失半減期の延長がもたらす影響

ジゴキシンの消失半減期が 36 時間から 59 時間に延長すると，患者さんにどのような影響をもたらすのでしょうか．消失半減期が延長すると，定常状態到達時間は延長します．そして，定常状態血中濃度が上昇し，効果・副作用は増強します．

それでは，どんな対策を講じたらよいのでしょうか．まず，ジゴキシンの減量を検討する必要が出てきます．現在の処方はハーフジゴキシンですが，さらに減量が必要かもしれません．実はハーフジゴキシンには割線があることから，0.0625mg/日の投与も可能です．

しかし，0.0625mg/日でジゴキシンが本当に効くのだろうか，という疑問も大きく，やはり決め手はジゴキシン血中濃度の測定だと思われます．ジゴキシン血中濃度（実測値）がわかれば，伊藤さんの胃腸障害は薬剤性ではないだろうかという疑問に答えが出せるかもしれません．

VII．ジゴキシン平均血中濃度（Css・ave）の推測

まず，消失半減期 36 時間の場合の平均血中濃度を推測してみましょう．分布容積（Vd）6.2L/kg（石崎の値の平均値を採用），消失速度定数（Kel）は 0.693/36hr＝0.019hr ですから，

0.125mg/24hr 投与時のジゴキシン推測平均血中濃度はこのようになります．

$$Css \cdot ave = \frac{F \times S \times Dose/\tau}{Vd \times Kel} = \frac{0.75 \times 1.0 \times 0.125mg/24hr}{6.2L/kg \times 60kg \times 0.019hr} = 0.55ng/mL$$

現在，ジゴキシンの有効血中濃度は0.5～1.0ng/mLとされています．平均血中濃度0.55ng/mLということは，治療域からみると，Cminは確実に治療域を下まわってしまいます．

消失半減期が59時間の場合も推測してみましょう．消失速度定数（Kel）は0.693/59hr＝0.012hrです．

$$Css \cdot ave = \frac{F \times S \times Dose/\tau}{Vd \times Kel} = \frac{0.75 \times 1.0 \times 0.125mg/24hr}{6.2L/kg \times 60kg \times 0.012hr} = 0.87ng/mL$$

消失半減期が59時間に延長すると，定常状態の平均血中濃度は0.87ng/mLに上昇します．現在最適なジゴキシン平均血中濃度は0.9ng/mLとされているため，ちょうどよい血中濃度を示すだろうと推測できます．

Ⅷ．隔日投与の場合

もう一つの投与法として投与間隔の延長があります．59時間という長い消失半減期からも，現在の連日投与から隔日投与に変更できるのではないかと考えられます．消失半減期は59時間（2.5日間）に延長しているため，隔日投与は可能に見えます．この場合は新たに定常状態血中濃度を推測してみる必要があります．果たして，0.125mgで，2日間有効血中濃度を維持できるのでしょうか．興味深いところです．

$$Css \cdot ave = \frac{F \times S \times Dose/\tau}{Vd \times Kel} = \frac{0.75 \times 1.0 \times 0.125mg/48hr}{6.2L/kg \times 60kg \times 0.012hr} = 0.44ng/mL$$

隔日投与時のジゴキシン平均血中濃度を推測してみました．投与間隔 τ 48時間，消失速度定数（Kel）＝0.693/59hr＝0.012hrを上式に代入して，0.44ng/mLを得ました．さすがにこの値は最小有効血中濃度といわれる0.5ng/mLを下まわるので治療効果が発現しないだろうという結論に至ります．

A Answer

①伊藤さんの消失半減期は，ジゴキシン消失半減期（$t_{1/2}$）36時間（若齢者）から，59時間に延長．

②ジゴキシン消失半減期（$t_{1/2}$）36時間時のジゴキシン定常状態血中濃度（Css・ave）は0.55ng/mLであり，最低血中濃度は有効血中濃度を下回ります．消失半減期が59時間に延長した場合のCss・aveは0.87ng/mLに上昇し，有効血中濃度域にあります．

まとめ

◎このように消失半減期は，尿中未変化体排泄率が高いほど，クレアチニンクリアランスの低下が大きいほど長くなります．同量を同じ投与間隔で連続投与すると，定常状態の血中濃度が上昇します．したがって，同程度の効果発現を求めるためには投与量を減らす必要があります．尿中未変化体排泄率が低い肝消失型薬物の場合には消失半減期の延長は小さいので，投与量の変更は考えなくてもよいと思います．

◎最も重要な薬物動態値を3つ上げよといわれたら，①薬物消失半減期，②薬物分布容積，③薬物クリアランスを上げるでしょう．今回はその筆頭の薬物消失半減期の延長について述べました．加齢と腎機能低下により，薬物消失半減期は延長します．その変化の律速パラメーターは薬物の尿中未変化体排泄率の値と患者さんのクレアチニンクリアランス値であることが明らかになりました．

◎処方箋をみたときに腎排泄型薬物が出ていたら，その薬物の尿中未変化体排泄率と患者さんの推測クレアチニンクリアランスから，薬物消失半減期の延長を推理してみましょう．

◎そして，その延長した消失半減期で，定常状態の血中濃度を推測することが必要です．目の前の患者さんに，いつごろ何が起きて，どう対処したらよいかを推測できるからです．

Case 9

Pharmaceutical Thinking Training

規則正しい生活に確実な服薬．優等生タイプの渋谷さん

　渋谷さんは企業の管理職を65歳で定年退職しました．以来，自宅で悠々自適で過ごしています．軽い糖尿病があり，食事療法とベイスン錠のみの投与で糖尿病をコントロールしてきました．もともとやせ型でスマートな男性です．糖尿病の発症は50歳のときですが，食事療法をきちっと守り，生活も規則的です．

　しかし，最近HbA1cが7.4から下がらなくなってしまいました．そして今日とうとうDPP-4阻害薬ネシーナ錠25mgが追加になったのです．主治医がSU薬ではなく，DPP-4阻害薬を選んだのは，「まだ空腹時血糖（FBS）も140mg/dLで，高くないから」ということでした．

<u>渋谷さん　70歳，男性．身長163cm，
　　　　　体重45kg，糖尿病．</u>

【処方】
1. ベイスン錠0.2mg　　　　3錠
　　　1日3回　毎食直前　30日分
2. ネシーナ錠25mg　　　　1錠
　　　1日1回　朝食後　　30日分

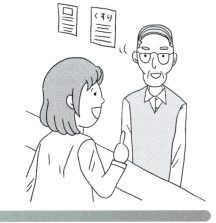

👁 目のつけどころ

　患者さんは70歳と高齢です．腎機能低下が推測されるのにもかかわらず，なぜ腎排泄型薬剤ネシーナ（尿中未変化体排泄率0.7）が追加されたのでしょうか．実際に渋谷さんの血清クレアチニンは基準値内とはいえ高めでした．さらに今回処方されたネシーナは成人の常用量です．どう考えたらよいのでしょうか．

　よりよい薬物療法を考えていくことも薬剤師の仕事です．そのためには薬物を客観的にみていく必要がありますね．その方法論の一つに腎排泄型薬物と肝消失型薬物という分け方があります．薬物の投与量について最もシビアに考えていかなければならないのは，腎排泄型薬物を腎機能低下者に投与するときの投与量です．

　加齢は腎機能を自然に低下させます．したがって，高齢者や腎機能低下者にはすべての腎排泄型薬物において注意が必要であり，減薬する必要がありますが，すべての腎排泄型薬物が一律に減量となるわけではありません．減量するとしたら，それは腎排泄率が高い薬物です．腎排泄率は尿中未変化体排泄率（fu）が決めます．

　さて，患者さんひとりひとりの腎機能に合わせた投与量を合理的に決める方法はあるのでしょうか．実はあります．Giusti-Hayton法です．この方法には薬物血中濃度の測定は必要ではな

く，薬物の尿中未変化体排泄率と患者さんのクレアチニンクリアランスさえあれば，患者さんの適切な投与量を計算できてしまいます．この方法論を手に入れて，高齢者，腎機能低下者の薬物投与設計を行ってみましょう．

❓Question

腎排泄型薬物ネシーナ 25mg/日の投与量は適切でしょうか？ また，ほかに何かよりよい方法がありますか？

（ネシーナの尿中未変化体排泄率は 0.7，渋谷さんの血清クレアチニン値は 1.2mg/dL です）

解 説

加齢や腎機能低下によって，腎排泄型薬物の投与量はどう変わっていくのか？

Ⅰ．腎機能低下の指標は何か？

腎排泄型薬物と肝消失型薬物を分けるパラメーターは尿中未変化体排泄率（fu）です．つまり，体循環に入った薬物の fu＞0.7 の場合は腎排泄型で，fu＜0.3 の場合は肝消失型です．そして 0.4＜fu＜0.6 の場合は腎排泄・肝消失型です（表1）．

表1 尿中未変化体排泄率（fu）による分類

fu	薬物消失型
0.7 以上	腎排泄型
0.4～0.6	腎排泄・肝消失型
0.3 以下	肝消失型

なぜこのような分け方をするのかというと，その薬物の fu の値で，腎臓に負荷がかかるのか，肝臓に負荷がかかるのかを判断できるからです．fu が 1.0 に近づくにしたがって，腎臓に負荷をかける割合が大きくなり，fu が 0 に近づくにしたがって，肝臓に負荷をかける割合が大きくなります．

したがって，腎機能の低下がある場合には肝消失型薬物を投与し，肝機能の低下があれば腎排泄型薬物を投与すれば，肝臓や腎臓への負担は少なくなります．しかし，実際にはそう簡単にうまくはいかないのです．薬物は腎排泄型よりも肝消失型のほうがかなり多いので，変更できない場合も出てきます．そういう場合には用量を調節して，負荷の影響を最小限にする必要があり，そのためにいろいろな提案がなされているのが現状です．

Ⅱ．Giusti-Hayton 法について

　Giusti-Hayton 法は腎機能低下者の投与量は腎正常者投与量から，腎機能低下によって体内に蓄積される量を引いて求めるという，極めて単純ですが論理的な方法です．つまり，腎機能低下者投与量＝腎正常者投与量－蓄積量です．これを数式で表すと下記のようになります．

$$D(r) = D - D \times fu \times \frac{Ccr - Ccr(r)}{Ccr}$$

　　　D(r)：腎障害者投与量，D：腎正常者投与量，fu：尿中未変化体排泄率，
　　　Ccr(r)：腎障害者クレアチニンクリアランス，Ccr：腎正常者クレアチニンクリアランス

　腎正常者のクレアチニンクリアランスを 100 mL/min としてしまうと，必要なデータはその薬の尿中未変化体排泄率と患者さんのクレアチニンクリアランスのみです．え？　クレアチニンクリアランス？　とお思いでしょう．Ccr の測定には 24 時間の蓄尿を必要としますので，それを実際に測るのは大変です．したがって，推測クレアチニンクリアランスを使うことにします．推測クレアチニンクリアランス e-Ccr は，①年齢から推測する方法　Ccr＝[100－(年齢－25)×1.0] mL/min，②年齢・性別・血清クレアチニンから推測する Cockcroft-Gault 法，③小児用で 2～11 歳に適用される Schwartz 法がありますので，3 者を条件に応じて使い分けることになります．③Schwartz 法は下記のとおりです．

$$Ccr = \frac{0.55 \times 身長(cm)}{血清クレアチニン(mg/dL) + 0.2}$$

　渋谷さんは年齢，体重および血清クレアチニン 1.2 mg/dL が明らかになっているので，下記のように Cockcroft-Gault 法によって Ccr が推測できます．

$$e\text{-}Ccr = \frac{(140 - 年齢) \times 体重(kg)}{72 \times 血清クレアチニン(mg/dL)} = \frac{(140 - 70) \times 45kg}{72 \times 1.2mg/dL} = 36.5 mL/min$$

　Ccr の基準値を 100 mL/min と考えると，腎機能は約 1/3 に低下していますね．このあたりまで来るとネシーナ錠は常用量の 25 mg では多いと推測されます．そして，どの程度の腎排泄型なのか気になります．それにはネシーナ錠の尿中未変化体排泄率を見つける必要があります．

Ⅲ．Giusti-Hayton 法による投与量の決定

　ネシーナの尿中未変化体排泄率 (fu) 0.7 はインタビューフォームから得られます．腎機能正常者 Ccr を 100 mL/min，ネシーナ常用量を 25 mg/日とすると，渋谷さんの Ccr は 36.5 mg/dL ですから，②Giusti-Hayton 法により下記のように，ネシーナ錠は 13.9 mg/日が適量であることがわかります．

$$D(r) = D - D \times fu \times \frac{Ccr - Ccr(r)}{Ccr} = 25mg - 25mg \times 0.7 \times \frac{100 - 36.5}{100} = 13.9mg$$

現在は血糖コントロールがよくないので25mg錠は効果的に作用するので問題はありません．しかし，血糖値が基準値に入ってからも，そのまま25mg錠を使い続けると，その先に待っているのは低血糖です．血糖値が基準値に入ってからは13.9mgに一番近い12.5mg錠が適量であることは論を俟ちません．空腹時血糖値が110mg/dL未満，随時血糖値が140mg/dL未満になったら，ネシーナ錠12.5mgへの変更を提案しましょう．

Ⅳ．腎排泄型ではなく肝消失型DPP-4阻害薬という選択

Questionは「腎排泄型薬物ネシーナ25mg錠/日の投与量は適切でしょうか？ また，ほかに何かよりよい方法がありますか？」というものです．

前段の問いには，「適切ではない．12.5mg錠に変更してください」という答えが出ましたが，後段の部分についてはまだ答えが出ていない．そこで，よりよい方法を探してみましょう．DPP-4阻害薬の排泄型のデータ比較を示しました（表2）．

表2 DPP-4阻害薬の排泄型のデータ比較

薬物動態値	ネシーナ錠	トラゼンタ錠	エクア錠
尿中未変化体排泄率 (fu)	0.728	0.728（胆汁）	0.227
油水分配係数 (P)			1.255
log P		0.4	0.098
腎排泄型・肝消失型	腎排泄型	胆汁排泄型	肝消失型
消失半減期	17hr	105hr	1.78hr
定常状態の有無	有	有	無

ネシーナのfuは0.728で腎排泄型です．そのほかにグラクティブがfu 0.79～0.88で腎排泄型です．したがって，これらの薬物はどうしても腎臓に負荷を与えます．そこで，ネシーナはGiusti-Hayton法で投与量を半分にして，投与を可能にして乗り切りました．

ここで発想を転換して，肝消失型薬剤であれば腎臓に負荷をかけないので，投与量も心配せずに投与できると考えます．そういう目でDPP-4阻害薬をみてみると，未変化体はほとんど尿中に排泄されず，胆汁に0.728排泄される胆汁排泄型のトラゼンタ錠が見つかります．さらにエクアはfu 0.227と低く，肝消失型です．これらの情報から，トラゼンタ，エクアは腎機能が低下していて経口血糖降下薬が必要な患者さんには腎臓への負荷を考えることがなく安心して投与できます．

エクア錠の消失半減期は1.78時間，投与間隔は12hrですから，$\tau/t_{1/2}=5$ となります．$\tau/t_{1/2}>4$ であることから定常状態がない薬に属し，効果発現が早いと推測されます．そして，それゆえに体内消失時間も短く，たとえ低血糖が発生したとしても，速やかに回復することが推測されます．

一方，ネシーナ，トラゼンタは消失半減期が長いので定常状態到達時間が長いから，きっち

りとした効果発現を得られるまでには時間がかかるかもしれません．さらに低血糖になった場合には比較的長く，低血糖症状が続く可能性があります．

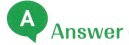

　血糖コントロール不良の患者さんに追加する血糖降下薬として DPP-4 阻害薬はよい選択だと思います．ただ，DPP-4 阻害薬はグラクティブなどの腎排泄型と，エクアなどの肝消失型があるので，その患者さんに適切な DPP-4 阻害薬を選ぶ必要があります．

　今回処方されたネシーナは，主に腎臓から排泄される腎排泄型です．したがって，70 歳と高齢で腎機能低下が心配される渋谷さんに処方するには，腎臓に対する負荷が心配です．ネシーナ錠を投与するのであれば，常用量よりは少ない用量を使用すべきでしょう．

　問題はネシーナ錠の量で Giusti-Hayton 法による適切な投与量は 13.9 mg と推定されました．血糖値の状態をみながら基準値に入ったと思われるときに，現在の 25 mg から直近の剤型である 12.5 mg 錠への変更を提案する必要があります．

まとめ

- 腎機能低下者には肝消失型薬剤の投与が望ましいという理論は正しいと思います．ただ，すべての場合にそれが可能だとは思えません．代替の肝消失型の同系他剤が必ずしもあるとは限らないからです．現実には，腎機能低下者へ腎排泄型薬物を投与せざるを得ない場合もありますから，患者さんにとって適切な量に減量する必要があります．そのために Giusti-Hayton 法という理論体系があります，この方法を実施するにはその薬の尿中未変化体排泄率と患者さんのクレアチニンクリアランスが必要です．尿中未変化体排泄率は循環血流に入った薬物について求める必要があります．
- また，クレアチニンクリアランスについても，実際に測られていることは少ないので，推測されるクレアチニンクリアランス値を使うことです．
- Giusti-Hayton 法の優れているところは，薬物血中濃度を測らないでも薬物投与量を決定できることです．クレアチニンクリアランスは e-Ccr を使えば，あとはその薬の尿中未変化体排泄率がわかればよいと思います．
- 逆に欠点は，尿中未変化体排泄率が低くなると精度が落ちることです．それは引かれる薬物量が小さくなってくるからなのですが，逆にそれは投与量の変更は必要がない肝消失型薬物に近づいているという意味でもある，と解釈できるでしょう．

Case 10 Pharmaceutical Thinking Training

フェニトインの投与量設定がなかなかうまくいかない高梨さん

　高梨さんは18歳のときにはじめててんかん大発作を起こしました．以後，何回か発作を繰り返し，フェニトインを中心とした薬物治療を続けています．

　ところが，数ヵ月前に大発作が起こったため，フェニトイン投与量を250 mg/日から280 mg/日に増量しました．増量して1ヵ月後のフェニトイン血中濃度は10 mg/Lでした．それでもまだ軽いてんかん発作があったので，300 mg/日に増量したところ血中濃度は12 mg/Lまで上がりました．しかし，発作の前兆がときおり見受けられ，完全にはなくならないという状況です．

　処方医はフェニトイン血中濃度を，思い切って15 mg/Lまで上げたいと考えています．さて，どうしたらよいのでしょうか．

<u>高梨さん　42歳，男性．てんかん．</u>
【処方】
1.　<u>フェニトイン散10%</u>　　　　2.8 g
　　　1日1回　朝食後　　　　30日分

🔍 目のつけどころ

　投与量と血中濃度が比例しない非線形薬物速度過程を示す薬物の投与量を決める場合には，特別の投与設計を行う必要があります．つまり，与えられた条件で非線形速度理論 Michaelis-Menten kinetics をどう使うかということです．

　非線形速度過程は線形速度過程とまったく違うのか，というと実はそうではありません．薬は通常は一次速度過程を示すのですが，ときとして，体内薬物量にかかわらず一定の薬物量しか消失していかないゼロ次速度過程を示す場合があるということです．これが非線形速度過程です．

　フェニトイン中毒に陥ったとしましょう．血中濃度は25 μg/mL で眼振などの中毒症状が発現します．当然ながら投与は中止です．身体は早く薬剤を排出しようと代謝酵素全部を使って目いっぱい代謝しますので，血中濃度は少しずつ下がっていきますが，時間あたり一定の量しか下がりません．つまりゼロ次速度過程です．しかし，やっと治療域上限の20 μg/mL 以下になり，眼振は止みました．ここでやっと代謝酵素に余裕ができますので，フェニトイン血中濃度は体内薬物量に比例して下がって行きます．これが一次速度過程です．

　しかし，どの血中濃度で，いつゼロ次速度過程から一次速度過程に移行するのかは決まって

いるわけではありません．それは各個人の最大代謝速度（Vmax）および Vmax が半分のときのフェニトイン血中濃度，ミカエリス定数（Km）によって決まります．これが Michaeris-Menten Kinetics と呼ばれる非線形速度過程の理論です．今回は Vmax および Km の決め方に迫ってみたいと思います．

❓Question

肝機能障害者，腎機能障害者，高齢者に，代謝酵素飽和型のフェニトインを投与するとき，どのようなことに注意する必要があるのでしょうか．

解説

非線形速度過程を示すフェニトインの目標血中濃度を達成する投与量をどう決めるのか？

I．ミカエリス・メンテン理論

　酵素が関係する速度式の理論を Michaelis-Menten kinetics と言います．あまり真面目な薬学生ではなかった私でも，この式を教わったことだけはどういうわけか憶えています．きっと，それまで大学で習っていた薬学とは異なり，ミカエリス・メンテン理論は一風変わった学問だったからだと思います．

　酵素が関係する速度式は下記で表されます．まず，基質濃度を [S] とします．薬の速度論でいえば，定常状態の薬物血中濃度と考えてよいでしょう．基質の反応速度（V）は薬物でいえば，投与間隔間の投与量と考えられるわけですが，それは基質のその時点での変化速度ですから，微分式 D [S] /dt で表されます．その変化速度は Vmax× [S] /（Km＋S）で表せられるというのが，ミカエリスさんとメンテンさんの大発見なわけです．なぜ，速度は微分で表すのか？　ということですが，その基質がどちらの方向にどのくらいの速度で向かおうとしているのか？　その一点の動向を見分けるために微分するわけです．

$$V = \frac{d[S]}{dt} = \frac{V_{max} \times [S]}{K_m + [S]}$$

V：反応速度，[S]：基質濃度，Vmax：最大反応速度，Km：Vmax/2 のときの基質濃度

　なぜ大発見なのか，そしてなぜこの式がミラクルなのか，について考えてみましょう．

　①基質濃度 [S] が低いとき，[S] はミカエリス定数（Km）より十分低いので，[S]≪Km となり，Km＋ [S] は Km に近似されます．したがって，反応速度は下記の y＝ax の形である一次速度式で表されます．つまり，基質の反応速度 V は，基質濃度 [S] に比例し比例定数は Vmax/Km であるということです．

$$V = \frac{Vmax}{Km} \times [S]$$

②基質濃度 [S] が高いと，[S] は Km より十分大きいので [S] ≫ Km となり Km＋[S] は [S] に近似されます．したがって，反応速度は下記の y＝a の形のゼロ次速度式で表されます．つまり基質の反応速度 (V) は，基質濃度 [S] の値に関係なく一定の速度，つまり最大反応速度を示すということになります．

$$V = Vmax$$

つまり，「基質濃度が低いときには一次速度過程を表し，基質濃度が十分に高い場合にはゼロ次速度過程を表す」という変幻自在の式だからです．すごいと思いませんか？ 今は昔，こんなことに興奮した学生時代って可愛いですね．

II．非線形薬物の投与量決定

基質が薬の場合を考えてみましょう．つまり基質濃度 [S] は定常状態血中濃度 (Css) となります．そして，最大代謝速度 (Vmax)，ミカエリス・メンテン定数 (Km) とすると，ミカエリス・メンテン式は，薬の反応速度を表し，投与間隔間の投与量 D/τ は，下記の２つの式で表されます．②式は①式を展開しただけで実は同じ式です

①Michaelis-Menten 式の応用

$$D/\tau = \frac{Vmax \times Css}{Km + Css}$$

②Ludden 法

$$D/\tau = -Km \times \frac{D/\tau}{Css} + Vmax$$

III．計算で求める方法

まず，フェニトインの科学的な投与設計を行うには，その患者さんの Vmax，Km を決めないといけません．高梨さんのフェニトイン投与量が違う２点の血中濃度データ式を使い，計算で求めてみます．

280 mg を投与したときのフェニトイン血中濃度は 10 mg/L だったので，

$$280\,mg/日 = -Km \times \frac{280\,mg/日}{10\,mg/L} + Vmax$$

300 mg を投与したときのフェニトイン血中濃度は 12 mg/L だったので,

$$300\,\text{mg/日} = -Km \times \frac{300\,\text{mg/日}}{12\,\text{mg/L}} + Vmax$$

未知数が2つありますが式も2つありますので,未知数の値はこの連立方程式を解けば求められます.その結果,Vmax＝468 mg/日,Km＝6.7 mg/L となります.すなわちフェニトインは1日最大 468 mg を代謝できて,そのときの最高血中濃度の半分は 6.7 mg/L だったということになります.

一次速度過程が成立しない酵素が関係する速度式の理論 Michaelis-Menten kinetics の場合は定常状態血中濃度（Css）,最大代謝速度（Vmax）,ミカエリス・メンテン定数（Km）とすると,ミカエリス・メンテン式は,薬の反応速度を表し投与間隔間の投与量 D/τ は下記で表されます.

$$D/\tau = \frac{Vmax \times Css}{Km + Css}$$

したがって,フェニトイン 15 mg/L を達成する投与量は Vmax＝468 mg/日,Km＝6.7 mg/L を使うと 323.5 mg/日になります.

$$D/\tau = \frac{468\,\text{mg/日} \times 15\,\text{mg/L}}{6.7\,\text{mg} + 15\,\text{mg/L}} = 323.5\,\text{mg}$$

となりますので,フェニトインを 323.5 mg/日投与すると,15 mg/L の血中濃度を達成できます.はじめは本当にそうなるのだろうかと不思議に感じますが,大体理論どおりの結果となります.

Ⅳ．グラフで Vmax，Km を求める Ludden 法

次にグラフで Km,Vmax を求めてみましょう.図1に Ludden 法のグラフを示しました.

$$D/\tau = -Km \times \frac{D/\tau}{Css} + Vmax$$

この式は横軸が D/τ/Css,縦軸が D/τ の下向きの直線で,縦軸の接点が D/τ,傾きが－Km の直線です.これから,直線と縦軸の接点から Vmax が,直線の勾配から Km が求まります.あとは同様にミカエリス・メンテン式で 15 μg/mL を達成する投与量を求めるだけです.結果は同じになります.

皆さんも大学では,非線形速度過程はフェニトインを題材に習ったのではないかと思います.私の学生時代は非線形薬物はフェニトインやテオフィリン程度しかありませんでしたが,今はいろいろな非線形薬物が開発されました.バルプロ酸,カルバマゼピン,ナプロキセン,ジソピラミドなどですね.

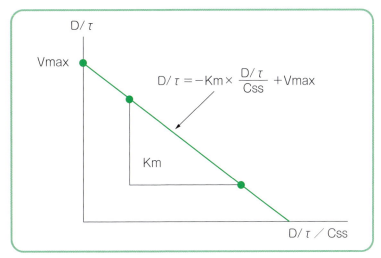

図1　Ludden法のグラフ

Answer

　Questionは「肝機能障害者，腎機能障害者，高齢者に，代謝酵素飽和型のフェニトインを投与するとき，どのようなことに注意する必要があるのでしょうか」でした．

　まず，フェニトインの尿中未変化体排泄率は約2%なので，肝消失型薬物です．したがって，腎機能障害者や高齢者への投与では特別気を遣わなくてもよいのではないかと思います．

　しかし，肝機能障害者に関してはもしかしたら影響を受けるかもしれません．フェニトインは蛋白結合率が高く，肝抽出率（E）＜0.3と低い薬物ですので，肝障害時には最高血中濃度が上がるのではなく，消失半減期が延長するタイプです．ですからいったん中毒域に入ると治療域まで血中濃度が下がるのに時間がかかることを覚悟する必要があります．つまり，副作用が長く続きます．

　最も注意するべきは，初回投与時のフェニトイン血中濃度の目標をどこに置くのか，ということです．フェニトインの治療域は10～20 µg/mLとされていますので，とりあえず10 µg/mLを目指すのがよいかもしれませんね．

まとめ

◎ 今回の症例ではフェニトインの効果がなかなか現れないので，徐々に投与量を増やしています．しかし，その過程ではいつ薬物代謝酵素が飽和して，急速に血中濃度が上昇する（非線形速度過程を示す）かわかりません．しかし，てんかん発作は絶対に押さえる必要があります．そこで注意深く 200mg/日ずつ増量してきたのですが，「ここでフェニトイン血中濃度を一気に 3mg/L 上昇させたい．それを可能にする投与量はどのくらいか」という命題を与えられました．

◎ まず，対象となる患者さんの Vmax，Km を算出することです．今回は 2 つの投与量と血中濃度から，連立方程式を立て計算し，非線形型の血中濃度予測が難しいフェニトインの投与量を決定しました．つまり，その患者さんの Vmax と Km を特定でき，非線形速度過程の理論 Michaelis-Menten kinetics を応用できましたね．

◎ 思えば個別の投与設計 Indivisual Drug Monitaring が始まったのはフェニトインの投与設計からかもしれません．学生時代を思い出しながら楽しく迫ることができました．現在はバルプロ酸をはじめ，素晴らしい抗てんかん薬がいくつか開発され，難治性のてんかん治療も可能になりました．フェニトインはセカンドチョイスになっていますが，それにしてもいまだにフェニトインはメジャーな薬です．この薬の取り扱いに精通することは今でも重要であると認識しています．

Case 11 Pharmaceutical Thinking Training

薬を飲んでもよいか不安げな授乳婦，坂井さん

　美しく知的な若奥様，坂井さん．無事出産を終えられ，現在授乳の真っ最中です．妊娠中から貧血気味であったため，フェロミア錠を服用しています．

　また，坂井さんは2型糖尿病です．妊娠前からテネリア錠を服用していましたが，妊娠中は厳しい食事制限を守り休薬しておりました．しかし，出産後間もなく食事量が増えたことにより，血糖値が上昇してきました．なんとか食事制限と運動療法で乗り切ろうとしていたのですが，今回テネリア錠が再び投与されました．

　そんな坂井さんから，「この薬を飲みながら授乳をしてもいいですか？」と相談を受けました．診察時に医師に相談し，大丈夫と言われたそうですが，まだ不安がぬぐえないご様子です．

坂井さん　28歳，女性．50kg，授乳婦．
【処方】
1. フェロミア錠 100mg　　　2錠
　　　1日2回朝夕食後　　　14日分
2. テネリア錠 20mg　　　　 1錠
　　　1日1回　朝食後　　　14日分

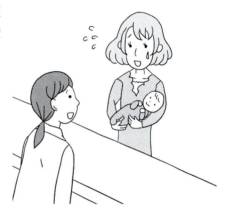

目のつけどころ

　「授乳をしながら薬を飲んでよいかどうか？」は授乳婦であれば必ず悩む問題です．どうしたらよいのでしょうか．

　添付文書では，「薬を飲んでいる間は授乳を避けさせること」，は授乳婦に関する情報の決まり文句です．「薬剤を投与中は授乳を中止させる」という表現も合わせると約75％が，この範疇に入ってしまいます．また，13％は「治療上の有益性が危険性を上回る場合に投与すること」とあります．つまり添付文書上の決まりを守ろうとすると，世の中の薬の88％はなんらかの授乳婦に対するしばりがあることになります．そして，添付文書どおりの情報をそのまま伝えると，授乳婦の多くは授乳を続けるために，自分が薬を飲むのをやめてしまいます．授乳婦は"自分より赤ちゃんのほうが大事"，と薬を飲まないことを選択するのです．

　一方，UNICEF/WHOや米国小児学会のリストでは，授乳禁忌の薬剤は3％，注意すべき，あるいは影響の懸念のある薬剤は23％で，その他の74％の薬剤は授乳中に服用しても差し支えないとされています．なんと大きな違いでしょうか！

私も授乳婦から授乳の可否について質問され，悩んだひとりです．そして，なんとか薬を飲みながら授乳ができる方法論を探しました．なんとあったのです．それは RID という考え方です．これを適応すると薬を飲みながら授乳ができる範囲が大幅に広がります．今回はぜひ，皆さんといっしょに RID にチャレンジしてみたいと思います．

❓ Question

どうしても授乳しながら服薬しなければならない坂井さんに対し，薬剤師としてどのように対応しますか？ テネリアの添付文書やインタビューフォームなどの情報をもとに検討してください．

解 説

「薬を飲んでいる間は授乳を避けさせること」という添付文書の記載は本当に正しいのか？

Ⅰ．乳汁中に移行しやすい薬

ほとんどの薬剤は母乳中に移行することが知られており，その移行量は母親に投与された投与量の 1% 未満とされています．薬には母乳に移行しやすい性格があります．それは下記のような薬です（表 1）．

表 1　母乳に移行しやすい薬の特徴

1. 分子量が小さい
2. 血漿蛋白結合率が低い
3. 脂溶性が高い
4. 弱塩基性
5. M/P 比が高い
6. 消失半減期が長い
7. 生物学的利用率が高い

つまり，授乳婦に投与しなければならない場合は，これらの反対の性格の薬を医師に提案すればいいわけです．

テネリアの場合で考えてみましょう．
1. 分子量は 628.86 ですから小さくはありません．
2. 血漿蛋白結合率は 77.6～82.2% ですから高いほうですね．
3. 脂溶性に関しては投与量に対する尿中未変化体排泄率が 22% 程度で，生物学的利用率が約 50% と考えられるため，肝消失・腎排泄型と考えてよいと思います．
5. M/P 比（母乳中薬物濃度／母体薬物血中濃度）は 0.92～1.00 ですから，大きくはないですね．
6. 消失半減期は健康成人で反復経口投与時で約 30 時間だから長いです．

以上の状況からみて授乳に関する心配は消失半減期が長いことだけのようです．

Ⅱ．授乳中止を指示した科

　添付文書の授乳婦の項にはたいてい「薬を飲んでいる間は授乳を避けさせること」とあり，多くの薬は服薬しながら授乳をすることは禁じられています．しかし，本当にそうなのでしょうか．

　多摩薬局の宮崎亜紀氏は，米国では授乳を禁止される薬剤は，抗がん薬，副腎皮質ステロイド薬，免疫抑制薬，放射性薬品などごく一部であるとして，日本の行き過ぎた授乳禁止に警告を発しています．宮崎亜紀氏の論文「授乳婦の服薬実態調査」[1]によると，298名の授乳婦中59名（実に20％近く！）の授乳婦は「授乳をやめてください」といわれています．産婦人科や小児科でも医師が授乳中止を指示する場合もありました．薬剤師からも1名授乳をやめるように指示しています．本当に授乳をできないのでしょうか．

　免疫抑制薬のシクロスポリンは動物実験では投与量の2％が母乳中に移行し，ヒト母乳中にも移行します．抗がん薬は母親の血中濃度に関係なく母乳に移行し，乳児に影響を及ぼすとされています．放射性医薬品は母乳中に移行します．これらの薬の影響を避けるためには，投与してから消失半減期の5～10倍の時間は授乳を避けることが求められます．

Ⅲ．相対的な乳児薬物摂取量（relative infant dose：RID）

　米国には授乳の可否を判断する指標としてRIDがあります．母親に投与された薬物が，乳児にどの程度移行されるのかを示すもので，相対的乳児薬物摂取量ともいいます．RIDが10％以下であれば，一般的に授乳可能であるとされています．つまり，赤ちゃんの薬物摂取量が母親の摂取量の10％以下であれば，赤ちゃんは薬理作用の過剰発現による副作用や，薬物代謝や通過障害による薬物毒性に耐えることができるとするものです．

$$RID = \frac{乳児薬物摂取量(mg/kg/日)}{母親薬物摂取量(mg/kg/日)} \times 100(\%)$$

乳児薬物摂取量（/日）＝母体最高血中濃度×MP比×哺乳量（/日）
MP比＝薬物の母乳中濃度/母体の薬物血中濃度

　この式でわかるとおり，赤ちゃんの体内薬物量を推理するポイントはMP比です．MP比とは薬物の母乳中濃度/母体の薬物血中濃度比のことです．ところが，ヒトによるMP比のデータが添付文書やインタビューフォームに掲載されていることはあまりありません．それは無理もないことです．倫理上の観点からもそういう実験をするわけにもいかないため，偶然に授乳婦が薬を飲んだときに得られたデータしかないのです．そこで，製薬会社は動物実験でのMP比を公開しています．このMP比を仮の値として使うしかないのが現状です．

　テネリアのインタビューフォームには，"授乳ラットの糖放射能の乳汁・血漿曝露比は0.9"とありますので，この値を仮にヒトのMP比として，RIDを計算してみましょう．添付文書からは，テネリア20 mg/日で連続投与した場合，1週間後の母体最高血中濃度は約220 ng/mLであることがわかります．乳児哺乳量を150 mL/kg/日とすると，

$$乳児薬物摂取量(/kg/日) = 母体最高血漿中濃度 \times MP 比 \times 哺乳量(/kg/日)$$
$$= 0.22(\mu g/mL) \times 0.9 \times 150 mL(/kg/日)$$
$$= 0.0297 mg(/kg/日)$$

$$母親薬物摂取量(/kg/日) = \frac{20mg(/日)}{50kg(/日)} = 0.4mg(/kg/日)$$

したがって，RID は，

$$RID = \frac{0.0297mg(/kg/日)}{0.4mg(/kg/日)} \times 100 = 7.4\%$$

Ⅳ．授乳が不可の場合

　もし，RID が 10％を超えたとしたら，どうしたらよいのでしょうか．それは，前述の乳汁中に移行しやすい薬（表 1）の逆になるのですが，同様の薬効群の薬のなかから，次のような性格を持った薬を探して推薦することが重要です．つまり，①脂溶性が低い．②分子量が大きい．③M/P 比が小さい．④血清蛋白結合率が高い．⑤生物学的利用率が低い．⑥消失半減期が短い．⑦弱酸性薬剤です．

　この条件に合う薬を探す技術というのが，まさしく薬剤師技術であろうと思います．まずは同種同効薬である DPP-4 阻害薬あたりから，代替薬を探してみましょう．

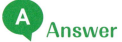 Answer

　その後の坂井さんについて，私が実際に体験したことについて話します．解説で示したように RID は 7.4％となりました．10％を超えていないので，テネリアを服用しながら授乳することが可能です．私は嬉しくなって，「この薬は，授乳可能な指標 RID 値が基準を超えていないので，安心して服用できますよ」と説明しました．それまで緊張感でいっぱいだった坂井さんのお顔が安堵の表情に変わり，次第に晴れやかになっていきました．

　こうして坂井さんはテネリアを飲みながら授乳を続けたのです．赤ちゃんも順調にすくすく育ちました．その後，食事療法・運動療法に励んだ結果，良好な血糖コントロールを取り戻し，1 ヵ月後にテネリアは処方中止となりました．

まとめ

- この RID 法には大きな弱点があります．前述のとおり MP 比のデータがあまりにも少ないことです．それは無理もないことで，薬を飲んでいる授乳婦のデータを収集するために授乳婦に服薬させることは倫理上の観点から極めて困難です．しかし，投与可否の判断をする以上なんらかの指標は必要なので，ここでは仮に動物の MP 比を代用しました．目安が何もないよりは，はるかに有用な方法であるといえます．人のデータが存在しない場合は，動物のデータを参考に RID を求めるとよいでしょう．

- 日本の添付文書では，授乳の可否の判断についての情報は，掲載を避けているのではないかと思います．添付文書どおりに薬物療法を行おうとすると，ほとんどの薬は授乳しながら服用することができません．臨床に即した情報ではないと認識する必要があります．つまり，「ほとんどの薬は，授乳婦での安全性を証明するデータがないだけで，投与できる可能性がある」と捉えるのが妥当であろうと思います．しかし，免疫抑制薬，抗がん薬，放射性薬品などになってくると話は別ですが，これらの薬の服用を実際に迫られる頻度は低いでしょう．

- ただ，米国小児学会の「授乳婦に悪影響の報告がある薬剤」は注目してもよいように思います．例をあげると，アスピリン（代謝性アシドーシス），アセプトロール（低血圧，徐脈），アテノロール（チアノーゼ），エルゴタミン（下痢，嘔吐，痙攣），クレマスチン（嗜眠状態），サラゾスルファピリジン（血性下痢），フェノバルビタール（鎮静），プリミドン（鎮静），ブロモクリプチン（乳汁分泌抑制），メサラジン（下痢），リチウム（血中濃度低下）です．

- 私は長い間，添付文書の"この薬を服用中は授乳を控えてください"という言葉に疑問を感じていました．なぜなら，授乳行為は単に赤ちゃんに栄養を与えるということにとどまらないと思うからです．授乳は母親と赤ちゃんの触れ合いであり，両者に心地よい安らぎをもたらします．また，母親にとっては分娩後の出血防止のほか，乳がん・卵巣がんの発生リスクの減少などのメリットがあります．さらに母乳は，乳児にとって最も理想的な栄養分を含み，消化・吸収がよく，胃腸・肝臓・腎臓に負担をかけません．

- 私が RID という考え方にたどり着いたのは偶然ともいえますが，日ごろ服薬中の授乳禁止に疑問を持ち続け，その打開策を探し求めていたことがもたらした幸運だと，心から感謝しています．

参考文献
1) 宮崎亜紀：授乳婦の服薬実態調査．都薬雑誌 **32**（4）：16-20，2010

Case 12 Pharmaceutical Thinking Training

母親が認知症に．介護疲れからうつ病を発症した福永さん

　福永さんは68歳の女性です．ある時，お母様が認知症を発症しました．三女である福永さんはお母様のひとり暮らしを心配に思い，同居することになりました．

　はじめはうまくいっているかのように思えましたが，やがてお母様は，幻視・独語・せん妄・昼夜逆転などの症状が顕著に現われるようになり，福永さんは睡眠もままならない状況となっていったのです．

　いつまでこの生活は続くのだろう．終わりの見えないつらい日々が続きます．そうして福永さんは次第に不眠になっていきました．最近では食事も十分に摂れない状況です．

　そんな姿を見かねたお母様の主治医やケアマネージャーの勧めで，心療内科クリニックを受診しました．軽度うつ病と診断され，選択的セロトニン再取り込み阻害薬（SSRI）のルボックス，睡眠障害にはベンゾジアゼピン系薬のデパスが処方されました．福永さんが下記処方の服用を開始してから，現在3ヵ月が経過したところです．

福永さん　68歳，女性．軽度うつ病．

【前回処方】
1. ルボックス錠 50mg　　　3錠（朝1，夕2錠）
　　1日2回　朝夕食後　　30日分
2. デパス錠 0.5mg　　　　1錠
　　1日1回　寝る前　　　30日分

　しかし，十分な症状の改善が認められず，今回ルボックスからセロトニン・ノルアドレナリン再取り込み阻害薬（SNRI）であるサインバルタに変更となりました．デパス錠はこのまま継続です．

【今回処方】
1. サインバルタカプセル 20mg　1cap
　　1日1回　朝食後　　　30日分
2. デパス錠 0.5mg　　　　1錠
　　1日1回　寝る前　　　30日分

目のつけどころ

　処方変更の際は，同じ薬効群のなかから効果や副作用について比較検討を行い，薬剤を選定することが多いと思います．しかしそれだけでは不十分です．

　実際の処方は単剤であることはまれで，複数の薬剤を併用するケースがほとんどですから，

代謝酵素や相互作用についても検討する必要があります．代謝酵素には酵素阻害をするものと，酵素誘導をするものがあり，それらが互いに影響し合って，より複雑な過程をたどるおそれがあります．

今回は福永さんの場合で考えてみましょう．ルボックスはCYP1A2，2C9，2C10，2C19，3A4の働きを阻害し，サインバルタはCYP1A2，2D6によって代謝を受け活性を失います．

これらの薬物代謝の違いが，臨床上どのような影響を与えるのでしょうか．各薬物の代謝酵素に注目して，起こるべく症状を推測し観察することが重要です．

❓Question

ルボックスをサインバルタに変更する際，どのような影響が予想されるでしょうか？添付文書やインタビューフォームなどの情報から予測し，どんな提案や介入が必要か考えてください．

解説 ✎

薬物代謝酵素について考えてみよう．酵素阻害や酵素誘導は薬効や副作用の様子を劇的に変える．

Ⅰ．前回処方を考察

ルボックスとデパスは併用注意です．ルボックスの添付文書をご覧ください．併用注意欄に「ベンゾジアゼピン系薬剤」と記載がありますが，その内訳は「アルプラゾラム，ブロマゼパム，ジアゼパム等」と代表的な薬剤に限定された記載です．一方，デパス錠の添付文書の併用注意欄には，フルボキサミンマレイン酸塩と記載があり，ルボックスとの相互作用が明記されています．それによると「デパスの血中濃度を上昇させることがあるので，本剤の用量を減量するなど，注意して投与する」とあります．ルボックスがデパスの主要代謝酵素であるCYP2C9，3A4を阻害するため，デパスの作用を増強するおそれがあるのです．

ちなみにデパスは睡眠障害への投与は通常1日1～3mgです．今回の症例でデパスが1日0.5mg投与なのは，相互作用により作用増強する可能性を考慮してのことかもしれません．さらに高齢者には，デパス錠により運動失調などの副作用が現れやすいので少量から投与となっています．

Ⅱ．薬物代謝の2分類

薬物の代謝は第Ⅰ相反応と第Ⅱ相反応に分けることができます．

第Ⅰ相反応はCYPによる酸化反応などが該当し，対象物質の分子量は変化しないか，少し小さくなります．酸化以外にも還元反応や加水分解反応が行われる場合もあり，元の化合物に

水酸基，アミノ基，カルボキシル基，チオール基などの官能基を導入したり，導出させたりします．無極性の物質に官能基が導入されると極性を持つようになりますが，第Ⅰ相反応における疎水性の増大はわずかです．

第Ⅱ相反応は，いわゆる抱合反応です．硫酸，酢酸，グルタチオン，グルクロン酸など内因性物質を付加し分子量は大きくなります．ちなみに第Ⅰ相反応の速度は第Ⅱ相反応に比べて一般に遅いため，薬の代謝全体の律速段階となることが多いです．

今回は SSRI，SNRI を例にとり第Ⅰ相反応の代表的な酵素 CYP を介した相互作用について考えてみましょう．

Ⅲ．ルボックスからサインバルタへの変更

サインバルタのインタビューフォームには，ルボックス（100 mg/日，反復経口投与）は，サインバルタ（60 mg，単回経口投与）の AUC を約 5.6 倍に増大する，と記載されています．したがって，ルボックスからサインバルタにスイッチングする場合は，サインバルタの開始量を制限するか，前薬を減量するなどしてからサインバルタを開始する配慮が必要と考えられます．ちなみにパキシル（20 mg/日，1 回反復経口投与）の場合は，サインバルタ（40 mg/日，1 回反復経口投与）の AUC を約 1.6 倍にすると記載されています．投与量など条件に違いはあれ，比較するとその差は歴然ですね．

ルボックスの体内消失時間は消失半減期の 5 倍ですから，$t_{1/2} \times 5 = 10\,hr \times 5 = 50$ 時間となります．ルボックス中止後も約 2 日間はサインバルタの投与は避けるべきだとわかります．

ただし，薬物代謝酵素の阻害作用は薬がなくなってもしばらく残る可能性がありそうなので，半減期の 10 倍（つまり 4 日間）はルボックスの影響が残っている可能性があり，注意が必要だと思います．

ルボックスは CYP2D6 により代謝されると考えられています（表 1）．したがって，代謝に CYP2D6 が関与している薬剤を併用すると，代謝酵素が競合し，血中濃度が上がった結果，効果や副作用が強く現れる可能性があります．また，ルボックスは CYP1A2，2C9，2C19，2D6，3A4 を阻害し，とりわけ CYP1A2，2C19 の阻害作用は強いと考えられています．したがって，これらの酵素で代謝される薬と併用すると，併用薬の血中濃度が上がり，効果や副作用が強く現れる可能性があります．

Ⅳ．CYP 阻害作用を持つ薬（表 2）

ⅰ）CYP2C9/10/19 阻害作用を持つ薬

CYP2C 群のなかでは CYP2C9 が肝において最も活性が高く，CYP2C9 はすべての CYP 分子種のなかでも，CYP3A4 に次いで多くの代謝に関与しています．代表的な基質はワルファリン，フェニトイン，NSAIDs があります．活性の低い光学異性体である R ワルファリンは CYP1A2 や 3A4 でも代謝されますが，活性の高い S ワルファリンはほとんどが CYP2C9 で代謝されます．よって，CYP2C9 阻害薬あるいはシメチジンのように非特異的かつ強力に広範囲の分子種を阻害する薬との併用は注意が必要です．

表1 抗うつ薬のCYP阻害作用

抗うつ薬	基質	阻害
レクサプロ	3A4 > 2C19 > 2D6	2D6
ジェイゾロフト	2D6, 2C9, 2B6, 2C19, 3A4	2D6 > 1A2, 2B6, 2C9, 2C19, 3A4
サインバルタ	1A2, 2D6	2C19, 2D6
パキシル	2D6 > 3A4	2D6 > 1A2, 2B6, 2C9, 2C19, 3A4
ルボックス, デプロメール	2D6 > 1A2 > 他	1A2 > 2C19 > 2B6, 2C9, 2D6, 3A4
リフレックス	2D6 > 1A2 > 3A4	2C19 > 2D6
トレドミン	3A4	ほとんどない
三環系抗うつ薬	2D6	2D6 > 2C9/19, 1A2

表2 各CYP分子種の活性を阻害する薬

CYP分子種	代表的な薬剤
1A2	デプロメール, パキシル, ジェイゾロフト, キノロン系, タガメット
2C8	タガメット, ワソラン
2C9/10	デプロメール, ノックビン, コンサータ, アンカロン, サルファ剤, ローコール
2C19	トフラニール, テグレトール, ジェイゾロフト, デプロメール, コンサータ, アンカロン, オメプラール, パナルジン
2D6	レクサプロ, アナフラニール, クロザリル, ジェイゾロフト, サインバルタ, セレネース, パキシル, コンサータ, リスパダール, フェノチアジン系, 三環系抗うつ薬, アンカロン, タガメット, セレコックス, パナルジン, プロノン, ノービア
3A4	ヘルベッサー, ジェイゾロフト, トピナ, デプロメール, セレネース, アゾール系抗真菌薬, カルシウム拮抗薬, グレープフルーツジュース, タガメット, HIVプロテアーゼ阻害薬, 経口避妊薬ほか

(新しい図解薬剤学, 第3版, 南山堂を参照)

ⅱ) CYP2D6阻害作用を持つ薬

CYP2D6は，CYP分子種のなかで最も多くの向精神薬の代謝にかかわっています．ただし，薬全体としては3番目です．セロケンやインデラル，チモプトールがCYP2D6の基質です．パキシルはすべての薬のなかでも最も強力なCYP2D6阻害薬の一つであるため，ほかの薬の効果を強めてしまう可能性があります．

ⅲ) CYP3A4阻害作用を持つ薬

CYP3A4群は，およそ36%の薬の代謝に関与していて，この数字は代謝酵素中最大です．ハルシオンはCYP3A4の基質で特異性も高いため阻害薬の影響を受けやすいです．最近，

CYP3A4の基質薬は心臓伝達経路のカルシウム整流電流を濃度依存的に遮断するために，心電図においてQT延長がみられることが知られています．免疫抑制薬シクロスポリンはCYP3A4阻害薬ですが，臓器移植を受けた患者には不可欠な薬です．

Answer

　今回の福永さんの事例では，ルボックスとサインバルタを同時併用するわけではありませんので，ルボックスによるサインバルタの血中濃度上昇はそれほど気にする必要はありません．ただ，ルボックスの影響が残っている間は注意が必要です．問題は「その期間をどうやって特定するのか？」ということです．通常，薬が体内にあるのは健康成人で消失半減期の5倍，高齢者で10倍といわれています．

　したがって，消失半減期の10倍は空けておきたいところです．ルボックスの消失半減期を約10時間とすると，100時間ですから約4日間はルボックスを休薬して，それからサインバルタを投与することを医師に提案するのが望ましいと考えられます．もし臨床上休薬が困難な状況であれば，綿密に経過観察をすることです．

　代謝酵素の阻害作用は薬がなくなってもしばらくは続きそうなので，サインバルタ投与後，サインバルタ血中濃度が定常状態に達する時間，すなわち75時間後（サインバルタ20 mgの消失半減期15時間×5）に薬効の過剰な増強や副作用が現れていないかどうか，しっかり観察することが必要です．

まとめ

- 肝消失型薬物の体内からの消失には，代謝酵素が大きな役割を果たします．すなわち，代謝酵素阻害と代謝酵素誘導の発現を見極めることです．代謝酵素阻害があるとすると薬効を持った未変化体濃度が上昇しますので，薬効・副作用が増強されます．酵素誘導があったとすると，薬効が頭打ちになって効果の減弱が起きます．
- しかし，未変化体に薬効がなく，代謝されてはじめて薬効を現す薬は逆の現象が現れることに注意が必要です．たとえばプラビックスです．プラビックスは代謝されて薬理活性を持つ代謝物になります．ここでやっと薬効が現れるのです．ですから，プラビックスとオメプラールを併用すると，オメプラールがプラビックスの代謝酵素を阻害し，プラビックスは活性代謝物になれないため薬効を発揮できません．これは大変危険なことです．血小板血栓を溶解できないので，血栓・塞栓症の発現という生命の危機に立たされることになります．
- 今回は薬物代謝酵素CYPについて勉強しました．酵素阻害や酵素誘導を起こす薬かどうか，それらが相互にどのような影響を及ぼし合うかについて，われわれは常に注意する必要があります．また，代謝酵素の体内での数や強さの順位にも触れることができました．

Case 13 Pharmaceutical Thinking Training

大腸がんにより在宅緩和ケアへ．今日を懸命に生きる丸本さん

　丸本さんは 56 歳の女性です．建設業を営むご主人と，息子さん，娘さんとの 4 人家族です．ご主人が建設業を営んでいらっしゃるだけあって，ご自宅は玄関からリビングまでツルツルの板張り床が続き，絵画や彫刻を配した素敵な空間となっています．訪問の際は，携帯電話にワンコールすることになっています．いつも 2 階のベッドでお休みの丸本さんにはインターホンまでが遠いため，着信履歴で訪問者が誰かを知らせ，できるだけ負担が少ない方法で開錠していただいています．

　丸本さんご夫妻は，おふたりが 18 歳のときからのお付き合いだそうです．昔はよくバイクに乗ってあちこちデートに行っていたようで，ときどき当時の話を聞かせてくださいます．丸本さんがご病気になってからもご主人は大変献身的で，通院日は仕事を休み，階段の昇り降りが辛いときはおんぶして，苦しくて眠れない夜は丸本さんが寝つけるまでリビングでいっしょにお話しをされます．徹夜になってもソファで夜を明かしても，何もいわず出勤していく優しいご主人です．

　大腸がんと診断を受けて以来，丸本さんは数多くの抗がん薬で治療してきました．治療の効果が薄れてきたころに新薬が発売されるので，副作用に苦しみながらも，果敢に新たな薬物治療に挑んできました．しかし，もう新しい抗がん薬はありません．主治医からは「緩和治療に専念しよう」とのお話しも出ました．

　腎機能や肝機能検査値，血球検査値には大きな変化はないのですが，MRI を撮ると腫瘍は大きくなっています．そのため，スチバーガの治療が始まりました．当初はスチバーガは 3 錠/日で処方されていたのですが，吐き気の副作用に耐えられなくなり，現在 2 錠に減量して継続中です．がん化学療法を担当している A 病院の現在の処方は下記のとおりです．

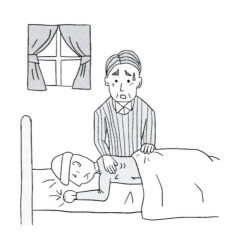

　主訴は，右下肢痛です．排便・排尿障害もあり，便座での座位保持で下肢痛が増強する状態です．ご本人とご家族が在宅での治療を強く希望され，在宅訪問がスタートしました．現段階では，介護のほとんどをご家族でされています．訪問診療を行う B クリニックの医師と，訪問看護師，ケアマネージャー，薬剤師の連携はかなり密にできています．

丸本さん 56歳，女性．大腸がん仙骨転移，右下肢外側痛，両側臀部痛．
【A病院処方】
1. スチバーガ錠 40mg　　　　　　　　　　　　2錠（7日間投与後，7日間休薬）
    1日1回　朝食後　　　　　　　　　　　　　14日分
【Bクリニック処方】
1. ファモチジン錠 20mg　　　　　　　　　　　2錠
    ジクロフェナクNa徐放カプセル 37.5mg　　　2cap
    リリカカプセル 75mg　　　　　　　　　　　2cap
    1日2回　朝夕食後　　　　　　　　　　　　14日分
2. 酸化マグネシウム錠 330mg　　　　　　　　　5錠
    1日2回　朝昼食後（朝3，昼2）　　　　　　　14日分
3. オキシコンチン錠 10mg　　　　　　　　　　18錠
    1日3回　朝5時・夕17時・寝る前20時　　　 14日分
4. イーフェンバッカル錠 100μg　　　　　　　　1錠
    疼痛時　　　　　　　　　　　　　　　　　　20回分
5. オキノーム散 10mg　10mg/包（1g）　　　　　2包
    疼痛時　　　　　　　　　　　　　　　　　　30回分

目のつけどころ

　丸本さんの処方概要を簡単に解説します．A病院の分子標的治療薬スチバーガで抗がん治療を行いながら，Bクリニックの在宅訪問で緩和ケアを行う方針です．

　オピオイド系鎮痛薬はオキシコンチンをベースに，イーフェンバッカルとオキノームをレスキューとして処方しています（なぜ2種類のレスキューが処方されているのかについては後述します）．オピオイド系鎮痛薬による便秘の副作用対策に，塩類下剤の酸化マグネシウムが処方されています．今回は出ていませんが強度の便秘にプルゼニドなどの大腸刺激性下剤が処方されることが一般的です．非オピオイド鎮痛薬としては，NSAIDsのジクロフェナクと，神経障害性疼痛に有効なリリカが処方されています．

Question

　①処方箋をみて，何か気をつけるべきことはありますか？
　②もうこれ以上がんを治療する手立てがない患者さんやご家族に対し，薬剤師としてどのように対応したらよいですか？

解 説

もうこれ以上の治療法がない患者さんに，薬剤師はいったい何ができるのだろう．

Ⅰ．この症例を取りあげた理由

　　在宅薬剤管理の必要性が語られるようになってから，まだそれほど時間は経過していないと思います．ここ4, 5年間くらいの話でしょうか．在宅訪問業務に対して診療報酬がインセンティブとして配分されてきたこともあり，在宅医療に取り組む医療職が増えました．薬剤師も同様です．在宅薬剤管理を専門に行う保険薬局が増え，2009年には日本在宅薬学会が設立されました．地域医療や在宅医療の現場で，薬剤師がいかに職能を発揮し，地域や患者さんを支えていくのかについて今後も大きな課題となっています．

　　そんななか，緩和医療が広く行われるようになり，麻薬の使用も増え，それにつれて麻薬管理者としての薬剤師の役割も大きくなってきました．今までのように病院における入院患者さんの調剤や保険薬局の調剤とは明らかに異なった世界が広がってきたともいえるでしょう．

　　特に終末医療にかかわらざるを得なくなったのは，保険薬局として大きな変化だといっても過言ではありません．これまでかかわることのなかった点滴注射に関する手技や，医療機器，介護の知識が必要とされるようになりました．当然，患者さんの家族とのかかわりが出てきます．それらのことに関して，私の経験をお伝えできればと思い，今回の症例を取り上げました．

Ⅱ．在宅管理業務を行うときに大事なこと

　　薬学的管理という点では，外来調剤も，在宅薬剤管理も本質的な違いはありません．ただし，在宅薬剤管理には特に以下のような心構えが必要です．

ⅰ）確実な服薬

　　コンプライアンスやアドヒアランス向上．これがまず薬剤師に期待されているところです．食事，服薬介助者であることの多いホームヘルパーらとも連携し，服薬管理の難しい方には一包化，薬箱やお薬カレンダー作成など状況に合った支援を行います．また必要に応じ，処方変更も視野に入れ適宜提案を行いましょう．

ⅱ）薬物治療の評価と副作用のモニタリング

　　患者さんのもとに薬を届けるだけでなく，薬の効果や副作用の発現がないか薬剤師目線での体調確認を行います．訪問後は医師に（介護保険利用者の場合はケアマネージャーにも）報告書を提出し，情報交換をしながらケアを行いましょう．

ⅲ）多職種連携

　　在宅医や訪問看護師，ケアマネージャー，ホームヘルパー，施設スタッフと連携を図り，患

者さんの治療・ケアにかかわることです．報告書や患者さん宅の連絡ノートでのやりとりだけでなく，多職種と顔の見える関係になることが大切です．多職種には薬剤師に何ができるのか，十分に周知されていないことが多いのですが，薬剤師の活用法を知っていただけさえすれば，どんどん質問され，頼りにされます．

　どうコミュニケーションをとればよいかつかめないうちは，在宅医やケアマネージャーの訪問に同行させていただくのもよいでしょう．何気ない雑談のなかから意外な事実が見えてくることがあります．

【オキノームとイーフェンバッカルの使い分け】
　丸本さんが一日のうちで一番強く痛むのが夜の22時，シャワーを使う前後です．在宅医とも相談のうえ，体動痛のタイミングに合わせてシャワーの15分前にレスキューを使用していました．
　ところがオキノームは眠気が出やすい薬剤です．シャワー中に眠気が発現した場合，転倒などの危険が考えられることから，イーフェンバッカルが主体になりました．入院中においては問題なくても，在宅医療に移行すると患者さんの行動や環境は大きく変化しますから，状況に合わせた薬剤選択が必要です．

【在宅でのイーフェンバッカル使用のコツ】
　イーフェンバッカルは，病院でも薬剤師の管理下で服薬をするほど，使い方の難しい薬です．病院薬剤師から「在宅でどのように使用しているのか教えて欲しい」と訪問薬剤師に問合せがあることも少なくありません．
　①1錠を上奥歯の歯茎と頬の間（バッカル部位）に挟んで水なしで使用すること．
　②30分後に痛みが残っていたら1錠を反対のバッカル部位に挟む．
　③次回は100μg 2錠の使用がよい．
　④1回の突出痛にオキノーム酸1回投与で十分な鎮痛効果が得られるよう調整する．
　　タイトレーションを試みよう．
　⑤前回の使用から，4時間をあけること，1日4回までの使用を守ってもらうことなど

　同じフェンタニル製剤である，アブストラル舌下錠のほうが服用しやすいのでは？という考えもありますが，フェンタニルは消化管吸収の場合の分解率が高い薬剤です．口腔粘膜から吸収される製剤のほうがばらつきが少ないと思われます．添付文書においても，イーフェンバッカル錠のバイオアベイラビリティが約65％なのに対し，アブストラル舌下錠は約50％と記載されています．患者さんの理解度や状態に応じて，より望ましいほうを選択するとよいでしょう．丸本さんのケースでは，問題なくイーフェンバッカル錠を使用できるとの判断のもと，より確実な鎮痛効果を期待し選択しました．

Ⅲ．お気持ちにそっと寄り添う

　ここに丸本さんが記録したノートの一部をご紹介します（図1）．「どうぞみてください」とわたされたときは，思わず泣きそうになりました．丸本さんの「諦めたくない」という切実な思いの詰まった，闘いの記録だったからです．
　丸本さんは主治医から，「検査値に大きな変化はないものの腫瘍が大きくなってきているため，このままだと抗がん治療を終了し，痛みの緩和療法に移行せざるを得ない」と言われました．

```
 9/8    がんが少し大きくなっている（5mm 程度）。
12/16   CEA は上がっているが、画像は前回と変化
        なし。
 3/19   仙骨部は前回とほとんど変わらないが、
        肝臓に転移らしき影。
        仙骨部は骨盤内に大きくなっている。
 4/3    肝臓に 2cm 大、右の肺に 1cm 大の腫瘍。
 7/11   CEA は下がっているが肝臓は 2cm 位
        （前回の倍？）。肺に 1 つある。
 9/27   肺に 3 コ。肝臓に 1 コ。3/6 の時より大きく
        なっている。
        仙骨は画像上あまり変化はみられないが
        大きくなる傾向にある。
11/9    仙骨のところはあまり変化ないが、
        肺と肝臓はひとまわり大きくなっている。
```

図 1　闘いの記録

　これまで苦しい治療に耐え闘ってきた丸本さんにとって，大変つらい出来事だったことは容易に想像がつきます．
　いっぽう，吐き気に苦しむ奥様の姿をずっとみてきたご主人は，緩和ケアで穏やかに過ごす選択も考えていました．そしてあるとき，奥様にこう切り出したのです．「もう無理しなくていいよ」．
　「今まではいっしょに頑張ろう，と言ってくれていたのにショックでした」．丸本さんは薬剤師に打ち明けてくださいました．ご主人に奥さまのお気持ちをそのままお伝えしたところ，ご主人はいたく反省なさって，「わかった．苦しいけれども積極的な治療を続けよう」，といっしょに闘うことを決心してくださいました．丸本さんご夫妻は，今は安らかな表情をみせるようになって，子供たちとともにがんと対峙しています．
　患者さんの看取りについては，これからの薬剤師の大きな課題です．私も模索の日々ですがこの患者さんの最期までかかわりたいと思っています．

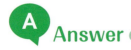 **Answer**

①処方箋をみて，何か気をつけるべきことはありますか？

　ファーストミッションは患者さんが処方薬を適切に，安心して使用できるよう服薬管理を行うことです．今回はオピオイド系鎮痛薬，いわゆる麻薬の処方が出ていました．正しく使えば決して怖くない薬であることを理解してもらいましょう．薬剤による疼痛コントロールを評価し適切な処方設計に関与するとともに，副作用が出ていないかモニタリングすることです．オピオイド鎮痛薬で頻度の高い副作用は，便秘，悪心・嘔吐，傾眠です．処方変更時は特に経過に注意しておきましょう．家族などの介助者が服薬補助をしている場合が多いため，患者さん本人だけでなく介助者にも錠剤数や服薬時間をしっかり守るようお話ししましょう．

②もうこれ以上がんを治療する手立てがない患者さんやご家族に対し，薬剤師としてどのように対応したらよいですか？

　患者さんやご家族が現状をどう捉えていて，何を望んでいるのかに着目しましょう．丸本さんとご家族は「もうこれ以上の治療法がなく，死が目前に近づいている」という現実を突きつけられています．その恐怖や絶望感は計り知れません．どのような言葉をかけたらよいのでしょうか．

　大切なのは，患者さんやご家族が最善だと思える選択ができることだと思います．お話を聞いて手をにぎってあげるしかない，いっしょに泣いてあげるしかないとも思ったりしますが，丸本さんが一生懸命生きようとしている以上，決して希望を捨てることがないよう明るく接していきたいと思っています．

まとめ

- 今回，在宅医，ケアマネージャー，訪問看護師，そして保険薬局薬剤師で連携チームを組み，今日の患者さんの様子，悩み，お気持ちを共有することができました．職種によって，患者さんの相談内容がそれぞれ異なることもわかりました．それはほかの患者さんにおいてもそうなのか，今後調べていきたいと思っています．
- 多職種との連携は病院主催の緩和の会に出席するようになり，飛躍的に進みました．主治医の基幹病院の緩和チームの勉強会で話し合いをする機会もいただき，医師や病院薬剤部，看護師とも顔の見える関係になりました．
- そこで気づいたことがあります．病院の医師も看護師も，保険薬局の薬剤師が在宅訪問でどのような仕事をしているのかご存知ないのです．薬剤師に何ができて，どのように患者さんの抱える問題に取り組んでいるのかを発信し，多職種にわれわれの職能を理解していただくことが急務です．

Case 14 Pharmaceutical Thinking Training

アスベストのため胸膜中皮腫に．在宅医療に移行した栗本さん

栗本さんは74歳の女性です．69歳のときに悪性胸膜中皮腫と診断され，それ以来ずっと呼吸器内科で支持療法を行っています．23歳から30歳当時，栗本さんは石綿フェルトシートとジョイントシートを貼り合わせる仕事をしていました．その際，アスベスト（石綿）に曝露したことが，胸膜中皮腫を発症した原因と考えられています．

石綿は天然に産する繊維状ケイ酸塩鉱物です．かつてさまざまな産業に広く使用されてきましたが，その繊維は極めて細く，空中に飛散した石綿繊維を長期間大量に吸入すると肺がんや中皮腫の誘因となることがわかりました[1]．一定の条件を満たす場合には業務上の疾病と認められ，栗本さんの中皮腫は労災認定されています．

栗本さんは2014年8月はじめに労作性呼吸苦が出始め，同月13日に安静時にも呼吸苦が認められたため救急搬送となり，そのまま入院されました．入院10日後より原因不明の発熱と炎症反応の上昇，意識レベル低下（Japan Coma Scale：JCS20→30；痛み刺激を加えつつ呼びかけを続けるとかろうじて開眼する）となりました．一時は自宅に戻ることは困難と思われましたが，抗菌薬を投与したところ，幸いにもバイタルサインは安定．意識レベルも改善（JCS20；大声で呼びかけたり強く揺するなどで開眼する）しました．こうして自宅で看取りをすることになったのです．

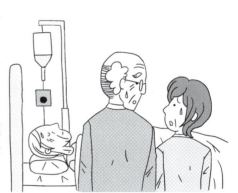

薬剤師に一報があったのはその後まもなくのことでした．退院時カンファレンスに呼ばれ，訪問依頼を受けました．初回在宅訪問時の処方は下記のとおりです．

栗本さん　74歳，女性．悪性胸膜中皮腫，呼吸困難，がん性疼痛，心原性脳梗塞．

【処方】

1. **モルヒネ塩酸塩注射液 50mg 1% 5mL**　　　4A
   生理食塩液 20mL　　　4A
   　　生食76mLで全量96mLとし，0.4mL/hr　持続皮下
2. **ワソラン錠 40mg**　　　1錠（4時間あけて1日3回まで）
   　　動悸時　　　10回分
3. **ナウゼリン坐剤 30mg**　　　5個
   　　吐き気時

4. 新レシカルボン坐剤　　　　　　　　　5個
　　　便秘時
5. グリセリン浣腸 50% 60mL　　　　　　5個
　　　便秘時
6. レンドルミン D 錠 0.25mg　　　　　　0.5 錠
　　　不眠時　　　　　　　　　　　　　5 回分
7. リスパダール OD 錠 0.5mg　　　　　　1 錠
　　　不穏，幻覚などがあるとき　　　　5 回分
8. カロナール細粒 20%　　　　　　　　　1g
　　　38℃以上発熱時　　　　　　　　　10 回分
9. クラビット錠 250mg　　　　　　　　　1 錠
　　　1 日 1 回　　　　　　　　　　　　5 日分
10. セニラン坐剤 3mg　　　　　　　　　10 個
　　　1 回 1 個挿入（医師の指示があるまで置いておく）
11. リンデロン錠 0.5mg　　　　　　　　　8 錠
　　　タケプロン OD 錠 15mg　　　　　　1 錠
　　　1 日 1 回　朝食後　　　　　　　　5 日分

目のつけどころ

　終末期の過程においては，その死をどのように受け止めるかという個々の価値観が尊重されます．できれば長年過ごした自宅で親しい人々に見守られ，自然な死を迎えたいと考える患者さんと，看取る立場にある家族の思いが錯綜することも少なくありません．価値観が多様化した現代では，患者さんやご家族それぞれに合わせた個別的な対応が必要とされます．

　栗本さんはすでに余命数週間と宣告をされています．薬剤師はどのようにかかわっていけばよいのでしょうか．

Question

　①退院時カンファレンスに呼ばれました．薬剤師は何をしますか？
　②栗本さんとご家族に対し，近い将来どのような対応が必要になりますか？　予後を予測して考えてください．

解説

退院時カンファレンスと予後予測に基づく対応.

Ⅰ．退院時カンファレンスとは

　退院時カンファレンスは，患者さんが病院での入院治療から在宅医療を希望される場合に，ケアマネージャーや病院の医療スタッフ，在宅医療スタッフらが集結し，患者さんの病態や今後の方針を検討し，情報を共有する場です．一般的には，退院前に病院で行われます．

Ⅱ．栗本さんの退院時カンファレンス概要

　まず病院の医師の主導で，栗本さんの状態とこれまでの経緯について説明があったあと，在宅医から今後の方針について話がありました．今後胸水がたまるおそれがあるので，入院中1日1,000 mLだった輸液を，在宅では500 mLに減量するという内容です．高カロリー輸液は投与せず，むしろ水分を減らし，自然死に近い状態にもっていきたいということです．

　その後みんなで病室へ移動し，栗本さんにご挨拶に伺いました．ご本人はベッドの上で笑顔をみせていただける状態で，そばにはご主人と娘さんがいらっしゃいました．すでに患者さんやご家族と面識のあったケアマネージャーが主体となり，明日から在宅が始まることをお話され，在宅医療スタッフを紹介してくださいました．薬剤師も挨拶し，「在宅医が訪問診療し，処方箋のFAXが薬局に届いたら薬をお届けします」というような簡単な説明をしました．

Ⅲ．終末期における予後予測

　最期が近い患者さんは，少しずつ日常生活動作（ADL）に障害が出ます（図1）．まず自力での移動に障害をきたし始め，排便や排尿，食事に介助が必要な状態になります．生命予後1週間あたりくらいから服薬が困難になり，残り数日になると水分摂取，会話，応答ができなくなるとされます．

　水分摂取が困難になるのとともに，身体の水分処理能力も低下するのですが，ここで無理に点滴を続けて水分や栄養を過剰に投与すると，胸水や浮腫などの体液貯留を招くおそれがあります．かえって患者さんを苦しめてしまうかもしれないのです．

　日本緩和医療学会の『終末期がん患者の輸液療法に関するガイドライン2013』には，生命予後1〜2週間と考えられる，悪質液や全身衰弱などのために水分摂取が困難な末期がん患者に対し，患者さんやご家族の意向を確認し，輸液を行わないことを推奨する記載もあります．「安らかな眠りにもっていく」という視点やプランは，終末期において大変重要なポイントといえます．

　薬剤に関していえば，経過とともに服薬が困難になっていき，必要な薬剤や優先順位が変わっていくと予想できますね．以上を踏まえ，栗本さんの処方をいっしょに解析してみましょう．

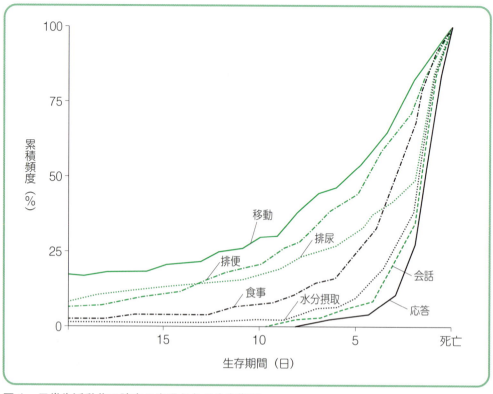

図1　日常生活動作の障害の出現からの生存期間

Ⅳ．栗本さんの処方概要

ⅰ）モルヒネ塩酸塩注射液，生理食塩液

　保険薬局の薬剤師が日ごろ目にすることが少ない注射液の処方です．言うまでもありませんが，モルヒネは疼痛緩和の主体となるオピオイド系鎮痛薬で，今回の栗本さんはPCAポンプを用いて使用します．PCAポンプによる疼痛管理ついてはコラムで解説したいと思います．

ⅱ）ナウゼリン坐剤，リンデロン錠

　どちらも吐き気止めとして処方されています．内服と外用の異なる剤形が処方されているのには理由があります．医師が，栗本さんは近い将来内服困難になる可能性が高いと考えたためです．私の経験でも，在宅スタートしてすぐに内服ができなくなる患者さんは多い印象です．

ⅲ）新レシカルボン坐剤，グリセリン浣腸

　便秘に対する処方です．オピオイド系鎮痛薬は，高頻度で便秘の副作用を引き起こします．新レシカルボン坐剤は腸内で炭酸ガスを発生し，蠕動運動を亢進することで薬効を発現するのに対し，グリセリン浣腸は大腸を機械的に刺激し排便を促します．

　今回は処方されていませんが，よく使用される内服薬として塩類下剤の酸化マグネシウム，

大腸刺激性下剤のプルゼニドなどがあります．

ⅳ）クラビット錠，カロナール細粒

　発熱や膀胱炎など感染症を発症したときのための処方です．病院と違って，在宅医療の現場には医療従事者が常駐していませんから，速やかな内服が必要な薬剤は，あらかじめ処方しておくのが一般的です．もし感染症が疑われる状況になれば，医師に指示を仰ぎます．

ⅴ）リスパダール OD，セニラン坐剤

　不穏，幻覚などの症状がみられるときに使用します．これらの症状が発現したら，患者さんご自身には判断がつかないので，ご家族や介助者に服薬指導をする必要があります．多くの末期がん患者さんとかかわってきた私の経験では，最後はこのリスパダールを服用することによって，安定される方が多いという印象です．

【PCA ポンプについて】

　PCA (patient controlled analgesia) とは，自己調節鎮痛療法のことです．医師が処方した鎮痛薬を，適正範囲内で正確に投与できる疼痛管理システムです．PCA ポンプを使用することで，痛みを感じたときや痛みを伴う動作をする前に，患者さんご自身がボタンを押せば，鎮痛薬を迅速に使用することができます．病院ではシリンジのポンプを採用していることが多いのですが，在宅となると PCA ポンプの使用が多い印象です．

　PCA ポンプは，数日分の薬剤をカセットに充填して使用します（図2）．薬液がなくなればカセットごと交換する仕様となっています．調整した薬剤を充填したカセットを持参するのが薬剤師の仕事です．PCA ポンプ自体の管理は医師や看護師の業務範疇ですが，薬剤師も知っておくに越したことはありません．

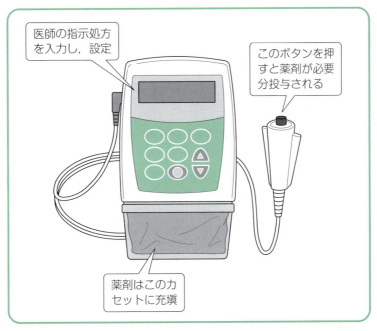

図2　PCA ポンプ

突然ブザーが鳴るなどのイベントは，患者さんやご家族をひどく不安にさせます．ブザーは①電池交換の必要性，②カセットの残量低下，③ルート閉塞などを知らせるものですので覚えておきましょう．②の場合はカセットを持参した際，早めのカセット交換を促すことで，ブザーが鳴ることを回避できますね．薬剤師にも十分できることです．退院前にPCAポンプの業者を呼んで病院で説明をしていただき，入院中からポンプの使用に慣れていただくと導入がスムーズです．

V．薬剤師による服薬指導

初回訪問時は多くの薬を持っていくことがあり，患者さんやご家族が戸惑うことも少なくありません．薬物療法についての疑問や不安をすくいあげ，一つ一つ丁寧に対応する必要があります．私が特に難しいと感じるのは，終末期のせん妄に対する処方薬の説明です．今回はリスパダールとセニランですね．

せん妄は，主に，知識，注意，認知，知覚が障害される病態です．睡眠，精神障害，情動が障害される場合もあります．比較的急に（数時間から数日）出現し，日内変動するという特徴があります．終末期においては70～90％の患者に発現するとされています．栗本さんの場合もせん妄が起こる可能性は非常に高いと予測でき，必要なときにすぐに薬剤を使用できるように準備しておく必要があります．そのためにも，ご家族にせん妄というセンシティブな病態についてご理解いただき，適切に薬剤を使ってもらえるように噛み砕いて説明しなくてはなりません．まだ患者さんがお元気な状況でお伝えすることも難しいと感じています．

あくまで一例ですが，「今はそのような症状はないと思いますが，今後意識がぼんやりとしたり，興奮状態になったり，いつもの栗本さんでは考えられないような症状が出るかもしれません．そのときに効果があるので，今はお守りとしてお持ちになっていてください．薬を使用するときは，何時でもいいので連絡してくださいね．」などと説明するとよいでしょう．

VI．栗本さんの急変

2015年7月，発語困難のため救急受診しそのまま再入院となりました．頭部MRIの結果，新規脳梗塞の所見が認められたのです．明らかな心房細動は確認できませんでしたが心原性脳梗塞を強く疑い，下記処方が投与されました．

投与後PT-INRが3.5に上昇しワーファリンは一時中止となりましたが，まもなく1.3に低下したためワーファリンを再開．自宅に戻ってからも継続して服用することになりました．このころには栗本さんはもう，会話ができる状態ではありませんでした．

【追加処方】
1. ワーファリン1mg　　　2錠
　　1日1回　朝食後　　7日分

その後，娘さんから薬剤師に「もう，ワーファリンを服用させたくない」と申し出がありました．ワーファリンを中止すると，脳梗塞の再発リスクが高くなることは十分理解していらっ

しゃいましたが，死期が近いのであれば薬は最小限に，本当に必要なものしか服用させたくないという希望です．薬剤師は日ごろ娘さんからさまざまな相談を受けていたので，病気や薬，検査値に至るまで彼女が大変熱心に勉強なさっていたのを知っていました．在宅医に事情を説明した結果，ワーファリンの処方は中止になりました．

その後処方は，PCAポンプに詰めるモルヒネ塩酸塩注射液と生理食塩液だけとなりました．そして，薬剤師が4回目のPCAポンプを交換に行ったその夜，栗本さんは永眠されました．

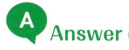

①退院時カンファレンスに呼ばれました．薬剤師は何をしますか？

　今後の方針の検討と患者情報の共有が主たる目的です．事前資料をいただける場合はあらかじめ疑問点を明らかにしておき，このチャンスに聞くとよいでしょう．逆に薬剤師に対する質問（主に薬に関する問い合わせになると思います）が出る可能性もあるので，すぐ答えられるように処方薬の情報を調べておくなどの準備しておくとよいと思います．

　退院時カンファレンスはまた，患者さんと在宅チームとの顔合わせという側面もあります．病院から在宅に移行する患者さんは，複雑な心理状況であることが多いものです．「もう治療できないから病院を追い出されるのか」，「自分は見放されてしまったのではないか」と不安を抱えていらっしゃることも少なくありません．顔をみせてご挨拶をして，在宅でも病院と変わらぬ医療を受けられることをご理解いただき，患者さんやご家族の心配を軽減することも大切です．

　先に病院でお会いしていることで，在宅訪問時に「こんにちは〜」と挨拶をして入っていきやすくなりますし，多職種との信頼関係も築きやすくなります．退院時カンファレンスには積極的に参加しましょう．

②栗本さんとご家族に対し，近い将来どのような対応が必要になりますか？　予後を予測して考えてください．

　日常生活動作に少しずつ障害が出ると思われます．経過とともに服薬が困難になり，必要な薬剤や優先順位が変わっていくと予想できます．ご家族には一般的な終末期の段階についてお伝えし，その時々に必要になってくる薬剤を説明します．

　内服困難になることで剤形を変更する必要が出てきたり，必要最小限の薬で済むように，薬剤の効果や副作用を判定し，取捨選択する力も求められます．

　栗本さんの場合は心原性脳梗塞というイレギュラーが発生しました．先が読めないことも多いのが医療現場です．

まとめ

◎ ご家族や見舞いに訪れる人は,「どうして点滴をしないのか？」とよく質問をなさいます. 中心静脈栄養は心血管の近くまでカテーテルを挿入し, 高いカロリーの輸液を入れる方法です. 手術の時や一時的に栄養をとれない場合などに有用です. 末梢輸液は一時的な脱水やカロリー不足を改善するのに適していますが, 終末期の患者さんには負担を強いることとなります. 点滴をすることが時には患者さんを苦しめてしまうということを, 理由を含めてご理解いただく必要があります.

◎ このように, ご家族の思いと医療側の判断は, 認識の違いからすれ違ってしまうことがあります. それを回避するために, 日ごろから患者さんやご家族の方のお気持ちに耳を傾け, お互いの認識の違いを埋める努力が必要になります. 栗本さんのケースでは, ご家族からの質問に対し, どんな小さなことでも真摯に答え, 精神的な面でのサポートを行い, ときには医師に処方中止を進言しました.「質問したら答えてくれる」ということは, 私たちが思っている以上に安心感につながるようです.

◎ 終末期の患者さんは, 一度の在宅訪問でお亡くなりになってしまうこともあります. 1回1回を大切に, 患者さんとかかわっていきたいと思います.「あなたがいてよかった」といっていただける幸せをパワーに, 今日も私は在宅訪問に向かいます.

文献

1) アスベスト（石綿）に関するQ&A. アスベスト（石綿）情報. 厚生労働省
http://www.mhlw.go.jp/stf/seisakunitsuite/bunya/koyou_roudou/roudoukijun/sekimen/topics/tp050729-1.html

Case 15　Pharmaceutical Thinking Training

問合せはある日突然に

症例❶

　ある日，処方医から薬局に問合せの電話がありました．「ラニラピッドの効果に，カルシウム剤やビタミンD剤はどのくらい影響するものですか？」という内容です．薬剤師はそれほど大きな影響はないのではないかと考え，そのように答えましたが，はたと不思議に思います．なぜ医師はこのようなことを疑問に思ったのでしょうか．

　理由をお尋ねしたところ，薬局でおわたしした薬剤情報提供書（薬情）を持った患者さんが，今まさに電話の向こう側にいらっしゃって，診察室で医師に飲み合わせについて相談したことによるものでした．薬剤師はラニラピッドの薬情に，「カルシウム剤やビタミンD剤といっしょに飲まないでください」と記載があったことを思い出しました．

　医師からは，「今から患者さんにそちらに行っていただきますから，そのあたりをよく説明してください．」と話があり，患者さんへの対応は薬剤師に委ねられました．

相模さん　74歳，女性．発作性心房細動．
【A医院処方】
1. ワーファリン錠1mg　　　　1.5錠
   ラニラピッド錠0.1mg　　　1錠
   　　1日1回　朝食後　　　28日分
2. サンリズムカプセル50mg　　2cap
   　　1日2回　朝夕食後　　 28日分

　上記がうちの薬局で先日調剤した処方です．ところが状況を整理したところ，相模さんはM病院から下記の処方も出ており，服薬していました．お薬手帳にシールが貼られていなかったこともあり，M病院の処方を把握できていなかったのです．

【M病院処方】
1. カルシタロール0.25μg　　2cap
   アスパラCA錠200mg　　　 2錠
   　　1日2回　朝夕食後　　 28日分
2. アクトネル17.5mg　　　　1錠
   　　起床時（週1回）　　　 4日分

　薬局の薬剤情報提供書には，ラニラピッドの欄にカルシウム剤，ビタミンD剤との併用につ

いて注意を促しています．

目のつけどころ

添付文書には「ラニラピッド投与時はカルシウム注射は原則禁忌，ビタミンD製剤，カルシウム経口剤は併用注意」とあります．その相互作用は本当に起きるのでしょうか．また，起きたとしたらどのくらい危険なのでしょうか．

？Question

ラニラピッドとカルシウム剤，ビタミンD剤の併用について危険度を予測し，患者さんにどのように説明すればよいですか？

症例❷

2009年3月19日米国FDAから，「血栓予防のためクロピドグレルを使用している患者では，オメプラゾールを併用すると代謝が阻害され，クロピドグレルの薬効が十分に得られなくなる」という情報が発表されました．クロピドグレルは活性代謝物にならないと薬効を発揮できないため，代謝を阻害されるとその効力を失います．

このDI情報を受け，薬局で該当する患者さんがいないか調べたところ，クロピドグレルとオメプラゾールの併用は，内科クリニック1例，病院3例のなんと計4例もありました．下記処方はそのなかの一つで，いまのところ再梗塞を起こしていません．

藤山さん　66歳，男性．逆流性食道炎，脳梗塞後遺症．
【処方】
1.　プラビックス錠75mg　　　1錠
　　オメプラール錠20mg　　　1錠
　　　　1日1回　朝食後　　　28日分

目のつけどころ

オメプラゾールは非常にポピュラーな薬剤であり，実際に併用される頻度も高いでしょう．オメプラゾールはクロピドグレルの代謝を阻害することで，クロピドグレルの抗血栓作用を減弱するおそれがあります．

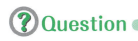

これらの情報を踏まえ，薬剤師としてどのように対応しますか？ 医療機関などに連絡し，必要に応じて処方提案をしてください．

解　説

薬物相互作用は影響が少ない軽微な相互作用と，注意しなければならない重大な相互作用がある．どうやって見分けるのか？

　テオドールやバルプロ酸など，添付文書の薬物相互作用欄の情報は膨大で，いったいどれが大事な情報なのかわかり難いですね．そこで，それらを見極めるために，薬物相互作用に副作用機序別分類をあてはめて考えてみましょう．

　まず薬物過敏症について，薬物相互作用によって新たに過敏症が発現するとは通常考えにくいです．それは各々の過敏症の症例が合わさって起きるので，見かけ上数が多くなるのではないかと思われます．薬物毒性については，相互作用により毒性が相殺され，軽減されることもないと思います．したがって，薬物相互作用には，①薬理作用の相加・相乗，相殺と，②薬物毒性の相加・相乗によるものがあることがわかります．

　そして，薬物相互作用の添付文書情報をよくみると，③相互作用を実際に発現した症例がある情報と，④相互作用の発現を予測することから発せられる理論的な相互作用情報があることがわかります．これらを明確に区別することが，薬物相互作用情報を読み解くコツだと思います．

　つまり，添付文書に記載があってもなかなか起きない相互作用が存在するということです．しかし，そうはいっても日本は1処方箋あたりの薬剤数が多いことから，相互作用の発現には注意が必要です．

解説❶　軽微な相互作用

　薬局にいらした患者さんに確認したところ，ラニラピッドは大事な薬なので飲んでいたが，カルシウム剤，ビタミンD剤は昨日薬剤情報提供書を読んで以来，服薬していなかったとのことでした．この併用薬の見落としは，実に痛恨の極みでした．

　相模さんの場合は心房細動の既往があるため，血清カルシウム濃度は特に慎重に考える必要があります．血清カルシウム濃度が高いと不整脈が起こりやすくなりますし，止血機能の異常や神経，筋の働きに問題を起こします．

　処方医にカルシウム濃度を確認したところ，9.3 mg/dL（基準値 8.2〜10.0 mg/dL）で，基準値内にありました．この程度であればラニラピットとの相乗効果の相互作用は起きにくいと思

われます．

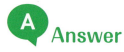

患者さんには以下のようにお伝えしました．

「カルシウム剤やビタミンD製剤により，血液中のカルシウムが増加するため，ラニラピッドの感受性が増し，副作用が出やすくなると考えられています．その場合，食欲不振や吐き気などの消化器症状が現われますのですぐわかります．もしそのような副作用が起こっても，減薬したり，薬を休めばすぐ回復しますので，心配しないで飲んでください．将来寝たきりにならないよう，骨粗鬆症の治療も大切ですよ．」

その後，ラニラピッド錠は0.1mg錠から0.05mg錠に減量となりました．処方医が有害事象の発現リスクを考慮し，より安全な投与量の選択をしたのでしょう．

まとめ

- カルシウム剤とビタミンD剤の併用によるラニラピッド血中濃度上昇の可能性，この危険度は小さいといってもよいと思います．心筋細胞のCa^{2+}濃度が上昇すると心筋収縮力が増大しますが，血清中のCaはごく微量ですし，ラニラピッドの血中濃度を上げるわけではないので，患者さんに積極的かつ詳細に伝える必要はないでしょう．つまり，臨床的に影響が少ない軽微な相互作用であるといえます．
- 処方医はラニラピッドを半量に減量しました．逆に，ラニラピッドが有効血中濃度以下に下がり，十分な治療効果が得られないのではないかと心配です．
- 相互作用が起きるかどうかの判断は，常に薬剤師の仕事です．この症例でも起きるかどうか不確定ですが，症状の観察で対処が可能ですね．
- 患者さんに配布する医薬品情報提供書の作成をレセコン業者に任せておくと，ときとしてこのような不都合が起きることがあります．その頻度や重症度を考えて，納得のいく医薬品情報に編集しておきましょう．

解説❷　リスクの高い副作用

以下に，どのような対応をしたのか述べます．

Ⅰ．処方提案の方針

オメプラゾールの代替薬としてパリエット錠を提案することにしました．クロピドグレルの代謝酵素CYP2C19と競合しないためです．これは重要です．

何しろ日本人の5人に1人はCYP2C19のpoor metabolizer (PM) とされています．PM

とは，先天的にある特定の薬物代謝酵素の活性がないか，あるいは極端に低い集団を指します．なお，正常な代謝能を持つ人を extensive metabolizer（EM），EM と PM の中間の代謝能を持つ人を intermediate metabolizer（IM）といいます．薬物代謝能力には遺伝的に個人差があり，薬の効き方や副作用，相互作用に大きく影響するのです．

Ⅱ．医療機関に連絡した結果

処方元の反応は 2 つに分かれました．内科開業医は「ありがとう」と速やかに PPI の変更に応じてくれました．しかし病院薬剤部は，「それは米国 FDA の情報でしょ？　うちは厚労省や製薬会社がそういう情報発信をしない限り動けません．」というものでした．最近はそんな対応をする病院はないとは思いますが，そのときの薬剤部の対応には驚きました．患者さんの危険が予想されるのに，回避行動はとれないというのです．

Ⅲ．その後やってきた医薬品安全対策情報（DSU）

2010 年 4 月添付文書が改訂されました．併用注意の情報が追加となり，「オメプラゾールが本剤の作用を減弱させ，クロピドグレルの活性代謝物の血中濃度が低下する」と発表されたのです．

追いかけて 2010 年 5 月，DSU（No.189）にて，以下の内容が通達されました．
①CYP2C19 の PM 群においてクロピドグレルの血小板凝集抑制作用が低下した．
②CYP2C19 の PM 群もしくは IM 群では，CYP2C19 の EM 群と比較し，クロピドグレル投与後の心血管系イベント発症率の増加が警告されている．

Ⅳ．相互作用情報発信の結果

製薬会社と DSU の通達もあったため，併用薬の処方元の薬剤部に対してさらなる情報発信を行いましたが，両剤の併用を改める気配はありませんでした．患者さんが来局するたびに処方の変更の有無を確かめていました．しかし，変わる様子がないのです．この 3 例の患者さんもさすがにしびれを切らし，別の病院に転院しました．そして無事，併用薬が変更になったのです．

この相互作用は，処方を変更しないと大変な結果を招きます．病院側の対応も悪く，はらはらしました．転院という結果ではありましたが，解決できて幸いでした．

Answer

クロピドグレルとオメプラゾールの併用は臨床上リスクの高い相互作用です．クロピドグレルが効果不十分となると，血栓症の危機が迫るからです．ぜひともなんらかの対策を行わなくてはなりません．

今回は PPI 変更の方法を選択し処方提案をしました．パリエットは代謝酵素 CYP2C19 と競合しないため，より安全な服薬が可能です．

まとめ

◎相互作用は，まずその相互作用の症例が実際に起こっているのか，理論的に起きそうだから情報発信しているのかを明らかにしなければなりません．そしてその相互作用は理論的に推察されるもので，大きな影響を与えないものならば，しばらくは経過観察するだけでよいと思います．

◎しかし，相互作用が実際起きていて，経過に重大な転帰をたどる可能性があるのならば，積極的に薬剤師から情報発信しましょう．その際は，医療機関側を説得できるだけの判断材料を用意し，具体的解決法を提案できるようにしましょう．

Case 16 Pharmaceutical Thinking Training

お菓子とパンが大好き．陽気でフレンドリーな佐藤さん

　佐藤さんは68歳の女性で，お陽様のように明るい方です．いつも薬剤師にたくさんお話をしてお帰りになります．佐藤さんがいらっしゃると，薬局が大変賑やかになります．調剤室の奥のほうにいても楽しそうな声が聞こえ，来局がわかってしまうほどです．本日も待合室の中心で，ほかの患者さんたちと何やらおしゃべりしています．

　また佐藤さんは，食べることとお酒を飲むことが大好きです．いつもお持ちのスーパーの買い物袋からは，お菓子やパンなどが見えかくれしています．薬局のスタッフにも差し入れてくださる，面倒見のよいみんなのお母さんです．ご夫婦ともにお酒を呑むのが好きで，毎晩お酒を呑みかわすのを日々の楽しみにしているそうです．自営業を営んでいるご主人が忙しく，夕食はいつも遅い時間になります．お酒を控えなければとわかっていますが，なかなかうまくいかないご様子です．ちなみに最近，体重が3kg増えています．

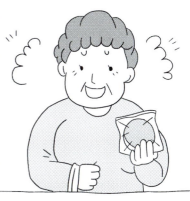

　糖尿病と診断されたのは2014年3月のことでした．常に水を飲まなくては気がすまないほどの口渇と，頻尿が気になり受診をしたことがきっかけです．初診時から血糖値が高く，糖尿病の典型的な症状があったことにより初回検査のみで診断されました．検査値は下記のとおりです（表1）．

項目名	2014年				2015年	
	3/5	6/20	9/1	12/10	2/14	5/30
LDH	184	234	246	238	245	201
AST	39	28	23	31	75	32
ALT	40	35	26	46	47	41
γ-GTP	101	71	63	44	44	50
ALP	239	197	199	208	216	213
BUN	13.8	15.0	9.7	10.7	14.6	18.6
Cr	0.65	0.58	0.62	0.54	0.60	0.57
GLU	311	203	189	225	323	158
HbA1c	12.3	10.6	8.6	7.6	8.0	7.8

表1　佐藤さんの検査値

＊本日（2015年7月）の空腹時血糖値：146mg/dL

その後もしばらく高血糖が持続し，できるだけ早期にインスリン治療に踏み切りたい状況だったのですが，佐藤さんの自己注射に対する抵抗感が強く，なかなか踏み切れないでいました．そのうち，アマリールとピオグリタゾンの併用でなんとか血糖値は落ち着いてきました．

そんななか，佐藤さんの血糖値が再び上がり始めました．スーグラの追加処方で一時は血糖値もHbA1cも低下したものの，また悪化しつつあります．2015年7月本日の処方は下記のとおりです．

佐藤さん　68歳，女性．糖尿病，高血圧，高コレステロール血症．
【処方】
1. アマリール錠 1mg　　　　2錠
   ファモチジン OD 錠 20mg　2錠
   　　1日2回　朝夕食後　　14日分
2. ミカルディス錠 40mg　　　1錠
   ピオグリタゾン錠 15mg　　1錠
   スーグラ錠 50mg　　　　　1錠
   　　1日1回　朝食後　　　14日分
3. プラバスタチン Na 錠 5mg　1錠
   　　1日1回　夕食後　　　14日分

目のつけどころ

佐藤さんのコンプライアンスは良好で，なるべく車に乗らないで歩くなど，ご自身にできる努力はしています．ところが血糖値も血圧も改善しません．日常生活に何か問題があるはずです．原因を特定しないことには問題は解決しないでしょう．

Question

佐藤さんにどのような服薬指導をしますか？　表1の検査値をヒントに考えてください．

解説

患者さんの臨床検査値をみて，どう考え，どう判断し，どう行動するのか？

I．まずは腎機能，肝機能を確認！

初来局の患者さんの処方箋を受けたとき，私が必ず確認する検査値があります．それは，腎

機能検査値と肝機能検査値です．なぜなら薬の消失は，腎臓から未変化で排泄されるか，肝臓で代謝されるかのどちらか一方であるためです．そして，その情報をもとに処方の妥当性を評価・判断します．

佐藤さんの検査値（表1）をもとに，まず腎機能をみていきましょう．血清クレアチニン（Cr）と尿素窒素（BUN）が継時的に捉えられています．Crは基準値0.5～1.0の範囲内にあり申し分ない値ですね．BUNは腎機能の低下に伴いすぐに上昇するような，鋭敏に反応する検査値ではありませんが，佐藤さんは初診時13.8 mg/dLだったのが徐々に上がり，最近では18.6 mg/dLです．まだ基準値20.0 mg/dLの範囲内ですが，少しずつ腎機能が低下していることがわかります．

肝機能についてはALT，AST，LDHについての記載があります．これは基準値をときどき逸脱していて，注意が必要かもしれません．2015年2月のAST 75，ALT 47が気になるところです．これは血糖値の推移などをみると，前日の飲酒量が影響しているからかもしれませんね．現在のところは薬の代謝に影響するほどではありませんので，あまり気にしなくてよいでしょう．

II．空腹時血糖値，HbA1cの評価

次にみるのは，その患者さん特有の疾病の検査値です．ここでは佐藤さんの血糖値をみましょう．アップダウンはありますが，空腹時血糖値が311 mg/dLから158 mg/dLに，HbA1cも12.3から7.8にまで低下していますね．努力の跡がみられます．

HbA1c 7.8という数値は，日本糖尿病学会の血糖コントロール目標によれば，〈治療強化が困難な際の目標〉にあたります．合併症予防を目標とするのであれば，HbA1c 7.0未満に下げたいところです．佐藤さんはあともうひと踏ん張り，という状況ですね．

2014年12月と，2015年1月の空腹時血糖値に注目してみましょう．血糖値が上昇していますね．昨年の暮れからお正月にかけて，少し油断したことが，数値に表れています．今年の年末年始は気をつけるようにお話ししましょう．

さらに，平均血糖値を計算してみましょう．下記のようにHbA1cから割り出すことができます．

①式は沢山のデータからつくられた，推測精度が高い式です．したがって，通常はこの式を使うべきでしょう．しかし，この式は実際に計算しなければならないので，患者さんとお話ししながらの応用が難しいのが現状でしょう．②式だと暗算で計算できますから，患者さんの目の前でお話できます．ただ，精度は①式より劣ります．

①推定平均血糖値(mg/dL)＝28.7×HbA1c(%)−46.7
②大体の平均血糖値＝(HbA1c−2)×30

直近の佐藤さんのHbA1cは7.8でしたので，①の式にあてはめると28.7×7.8−46.7＝177.16 mg/mLとなります．これは2～3ヵ月前の平均血糖値です．本日の空腹時血糖を評価するための比較対照となりますから，とても便利な式です．

また，本日の空腹時血糖値は146 mg/dLでした．ここ2年間の佐藤さんの空腹時血糖値で

は最も低い値です．佐藤さんは確実に努力していることがわかります．"頑張ったね"とお話しするととても嬉しそうでした．

Ⅲ．糖尿病患者さんの食事を考える

グリセミックインデックス（GI）という，食品の食後血糖値の上昇度を示す指標があります．GIはもともとダイエット研究のなかで，脂肪蓄積効果のあるインスリンの分泌量を減らそうという考えのもと生み出されたのですが，血糖コントロールに役立つ可能性も大いにあると思います．

たとえば毎日食べるお米についてみれば，白米よりも精製度の低い穀物類（玄米や分づき米，雑穀など）のほうが食物繊維量も多く[1]，GI値も低くなります[2]．同じような考え方で，麺類ならうどんよりもそば，甘いものが食べたいときは砂糖を使った菓子よりフルーツ，といった具合です．近年，糖質制限食についても注目されていますが，これもGI値の考え方と似ています．なお，食物繊維を多く含む未精製穀類や低GI食品に糖尿病予防効果があるという研究結果も報告されています[3]．

食事療法がうまくいかない患者さんに対して，あれもダメ，これもダメといったところでストレスがたまる一方でしょう．まずは野菜など繊維分が多くGI値の低い，できるだけ糖質の少ない食材に置きかえることから提案するとよいのではないでしょうか．

Answer

佐藤さんは初診時と比べ，空腹時血糖値とHbA1cが随分改善していました．薬物療法以外にも，運動を心がけ一生懸命食事に気をつけていたことが伺えますね．まずその努力をたたえ，ほめることが大切です．そのうえで，「怖い合併症を予防するために，HbA1c 7.0を切ることを目標にしましょう」と佐藤さんにお話します．血糖コントロールを，佐藤さんと薬剤師共通の達成目標にしてしまうのです．

本人もわかっているけれど，実行できない場合はどのように指導したらよいのでしょうか．「菓子パンはダメ」「お酒はダメ」と言うことは簡単ですが，それでは患者さんの負担やストレスが増えるだけです．佐藤さんはすでにトライしてうまくいかないと仰っているわけですから，よい方法ではありませんね．

食べたい（飲みたい）ものとその量を先に決めておき，代わりにほかの食事内容で調整する方法があります．お菓子やパンをいつも分けてくださる佐藤さんなので，間食が多いと予測されます．アルコールやおつまみも問題ですね．これらはあらかじめ量を決めて，摂取カロリーとして計算に入れてしまうとよいでしょう．そのうえで，白米の量を減らして副菜を1品増やす，毎日の間食のパンをフルーツに置きかえるなど，患者さんがご自分にもできそうだと思えるような提案すると，成功率がグッと高まります．ご主人の協力も大切ですので，改善に向けての取り組みを継続していけるように，ご家族も巻き込みながらいっしょに頑張りたいと思います．

まとめ

- その後のお話をしましょう．2016年2月，佐藤さんが薬局にいらっしゃいました．HbA1cが上がってしまったと，自ら検査データを薬剤師にみせてくださったのです．
- 実はこの佐藤さん，以前は「血液検査の結果は薬局には言いたくない」とおっしゃっていた方でした．「血液検査はどうでした？ 今度はいつですか？」と尋ねても，初回は「忘れた」とお答えいただけませんでした．患者さんにとって検査値は，きっと学力テストの点数のようなものです．よい結果ならまだしも，悪い結果は言いたくないでしょうね．
- 毎回検査値や目標について話すとしんどくなってしまうのではないか，「薬局で話したことが主治医に筒抜けになってしまうのでは」というご不安があるかもしれないと思い，私は医師から検査値を入手していたにもかかわらず，知らないふりをして佐藤さんと接していました．まず雑談をすることから始め，佐藤さんの暮しを少しずつ理解し，生活でどの部分を頑張れば検査値を改善できるのか，時間をかけてお話したのです．そんな佐藤さんがご自分から検査値をみせてくださったときは，感慨深いものがありました．信頼は一日にしてならずですね．
- 大切なのは，医療の側からの「正しい」を患者さんに押し付けるのではなく，患者さんの「これだったら頑張れるかも」という前向きな気持ちを支え，応援する姿勢だと思います．「私はあなたの味方です」というメッセージが患者さんに届けば，自ずと心を開いてくださるものです．患者さんが積極的に相談してくれるようになれば，得られる情報量も格段に増えるので，薬剤師にできるアドバイスも的を得たものとなっていきます．よい結果が出たという成功体験があれば，患者さんはさらに信頼してくださるようになります．
- 私たちが日々勉強し，知識習得につとめるのはそのためではないでしょうか．臨床検査値を読み解き，適切に評価し，患者さんにフィードバックできるようにしたいと思います．

文献
1) 日本食品標準成分表2015年版，文部科学省
2) Atkinson FS, Foster-Powell K, Brand-Miller JC: International Tables of Glycemic Index and Glycemic Load Values: 2008. Diabetes Care **31**: 2281-2283, 2008
3) de Munter JS, Hu FB, Spiegelman D et al: Whole grain, bran, and germ intake and risk of type 2 diabetes: a prospective cohort study and systematic review. PLoS Med **4**: e261, 2007

Case 17 Pharmaceutical Thinking Training

ぽっこりお腹が気になりだした，高校教師の朝倉さん

　朝倉さんは 50 歳の男性で高校教師をしています．両親とも中学校の教師であったことが影響し，朝倉さんも教師への道に進むことにしました．私立大学の教育学部を卒業後，県立高校の教員になりました．以来，県内のいくつかの高校を転任し，ようやく出身地の高校に着任したところです．

　思春期のころは陸上部の選手で短距離競争を得意にしていた朝倉さんですが，年々太り気味です．仕事が忙しく，好きな野球をやめた 40 歳を過ぎたころから少しずつふくよかになっていきました．現在は身長 166 cm，体重 78 kg と肥満気味です．

　朝倉さんは糖尿病でグラクティブを服用しています．また，昨年暮れごろから血圧が上昇し，減塩や運動療法など試みましたが思ったように血圧は下がりませんでした．そこでディオバンの服薬を開始し，7 ヵ月間が経過したところです．グラクティブの影響もあるのか便秘気味の朝倉さんはだいぶ前からプルゼニドを服用しています．

　腎機能に異常はありません．一方，肝機能はディオバン開始当初，AST 26 IU/L，ALT 22 IU/L と基準値範囲でした．しかし，1 ヵ月後から徐々に ALT，AST が上昇し，3 ヵ月後に 40 IU/L，35 IU/L になりました．なお，肝疾患の既往歴はなく肝炎ウイルス検査は陰性です．αフェトプロテインは陽性です．トランスアミナーゼの 6 ヵ月後の検査値は AST 48 IU/L，ALT 42 IU/L でした．ALP，γ-GTP，血清ビリルビン値に異常はありません．

朝倉さん　50 歳，男性．高血圧，糖尿病．
【処方】
1. グラクティブ錠 50 mg　　　1 錠
   ディオバン錠 40 mg　　　　1 錠
   　　1 日 1 回　朝食後　　30 日分
2. プルゼニド錠 12 mg　　　　2 錠
   　　1 日 1 回　寝る前　　30 日分

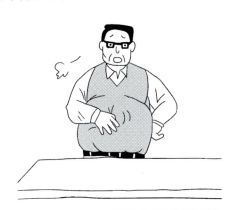

目のつけどころ

　肝酵素の値が徐々に上昇しています．どうも薬剤性のようです．薬の服薬期間からするとディオバンが原因薬剤である可能性が高いですね．グラクティブも含めて検討していくことが必要です．

Question

肝機能低下の原因が薬剤性だとしたら，その副作用発生機序はなんでしょうか？ 処方提案や対策があれば提示してください．

解説

患者さんの副作用チェックと予防は医薬品副作用機序別分類で科学的にやってみよう．

Ⅰ．添付文書の記載

　添付文書の副作用の記載は，〈1．重大な副作用〉，〈2．その他の副作用〉となっており，その他の副作用は過敏症を除き臓器別に分類されています．かつては重大な副作用という分類はなかったので，副作用の重症度分類がなされたという点では，画期的な出来事ですね．

　しかし，重大な副作用は発現頻度の低いアレルギー性の副作用が多く，その他の副作用は臓器別分類であることから，副作用の予防・対策の観点で情報を収集するには不便な体裁となっています．

Ⅱ．副作用機序別分類

　そこで，副作用を機序別に分類してみたら便利ではないだろうかと考えました．副作用を，①薬理作用によるもの，②薬物毒性，③薬物過敏症の3つに分類するのです（表1）．

ⅰ）薬理作用による副作用

　投与量，投与期間に依存して発現頻度が高く，常用量でも発現するという特徴があります．

　副作用の例としては，①抗生物質による偽膜性大腸炎，②α遮断薬による起立性低血圧，③カルシウム剤，ビタミンD_3製剤による高カルシウム血症，④血糖降下薬による低血糖，⑤ループ系利尿薬による低カリウム血症など数えきれないほどあります．

ⅱ）薬物毒性による副作用

　ⅰ）と同様，投与量，投与期間に依存しますが，常用量での発現は少ないという特徴があります．投与量が多い場合や，長期投与などにおいて起こりがちです．

　副作用の例として，①クロフィブラート薬による筋肉障害，②アセトアミノフェンによる肝機能障害，③アミノグリコシド系抗生物質による腎機能障害，④ビスホスホネート薬による消化器障害などがあります．

ⅲ）薬物過敏症による副作用

　投与量，投与期間に依存せず，投与開始後6ヵ月以内に発現するというほかの機序別分類に

表1 副作用機序別分類の特徴

副作用機序	特徴	チェック	対策
【薬理作用】 ①過剰発現 ②副次的作用	○常用量でも発現する場合あり ○頻度が高い ○中断症候群あり	○投与期間中は常にチェック ○副次的作用の発現に注意	○投与量減量 ○他剤への変更 ○段階的に減量
【薬物毒性】 ①臓器毒性 ②催奇形性 ③発がん性	○投与量, 投与期間に依存する ○肝, 腎, 血液, 中枢神経系に負荷	○投与期間中は定期的に検査 ○催奇形は前臨床 ○発がん性は前臨床および発売後に疫学調査	○様子をみながら投与継続 ○他剤に変更 ○投与中止
【薬物過敏症】 ①特異体質 ②アレルギー	○投与量, 投与期間に依存しない ○6ヵ月以内発現	○6ヵ月間は初期症状の発現に気をつける	○即時投与中止 ○同系他剤注意 ○ステロイド併用

はない特徴があります．つまり，服用開始して半年以上経過している患者さんは，薬物過敏症の発現のチェックは不要になるということです．

　副作用の例としては，①抗生物質による皮膚粘膜眼症候群，②抗てんかん薬による中毒性表皮壊死症，③抗甲状腺製剤による無顆粒球症，④合成抗菌薬による急性腎不全，⑤消炎鎮痛薬による重篤な肝機能障害，黄疸などがあります．

　既存の副作用を分類するだけですから，特定の優秀な薬剤師しかできない名人芸ではありません．誰でもできることが特徴です．副作用機序別分類にはじめて出会った薬剤師は「シンプルな理論だけど，なんと実りが多いことか！」と驚きます．この方法論でいっしょに患者さんの副作用を防いでいきましょう．

III. ディオバン錠の副作用機序別分類

　ディオバンの重大な副作用を機序別分類すると以下のようになります(表2)．
　機序別分類のコツは，まず薬理作用による副作用を見極めることです．ディオバンについていえば，④高カリウム血症は，アルドステロンの低下作用によるものと考え薬理作用に分類できます．さらに⑤失神，意識消失も，血圧低下という条件付きではありますが薬理作用です．
　次に薬物毒性による副作用をみていきましょう．②肝炎，③腎不全は薬の排泄臓器である肝臓や腎臓に対する薬物毒性と考えることができます．ただし，これらは薬物過敏症でも起こる可能性があるため，両方の機序に分類されます．
　残った①血管浮腫，⑤ショック，⑥無顆粒球症，白血球減少，血小板減少，⑦間質性肺炎，⑩中毒性表皮壊死症，皮膚粘膜眼症候群，多形紅斑，⑪天疱瘡，類天疱瘡は薬物過敏症となりました．
　⑧低血糖と⑨横紋筋融解症はどうしても発現機序がわからないということで，機序不明にしました．副作用の発現機序は実は全部明らかになるわけではなく，なかには因果関係のわからないものがあります．私たちは"アネクドータルな副作用"と呼んでいます．アネクドータルと

表2 ディオバンの副作用機序別分類

重大な副作用	分類
①血管浮腫	薬物過敏症
②肝炎	薬物毒性または薬物過敏症
③腎不全	薬物毒性または薬物過敏症
④高カリウム血症	薬理作用
⑤ショック/失神，意識消失	薬物過敏症/薬理作用
⑥無顆粒球症，白血球減少，血小板減少	薬物過敏症
⑦間質性肺炎	薬物過敏症
⑧低血糖	機序不明
⑨横紋筋融解症	機序不明
⑩中毒性表皮壊死症，皮膚粘膜眼症候群，多形紅斑	薬物過敏症
⑪天疱瘡，類天疱瘡	薬物過敏症

は，エビデンスに乏しいという意味で，つまりは科学的に解明されていない未知の領域であるということです．科学の世界ではわからないものを「わからない」として取り扱うことも大切ですので，無理にすべてを分類しようとはせず，どうしてもわからないものは，そのまま機序不明として残しておくことをお勧めします．いろいろな知見が進んで，やがて薬理作用によるものとわかる場合もあるでしょう．

Ⅳ．グラクティブの副作用機序別分類

念のため，DPP-4阻害薬グラクティブについても考えてみましょう．

添付文書〈薬効薬理〉には，「インクレチンのGLP-1およびGIPはグルコース恒常性維持にかかわるホルモンである．シタグリプチンは，DPP-4酵素を阻害し，インクレチンのDPP-4による分解を抑制する．活性型インクレチン濃度を上昇させることにより，血糖依存性にインスリン分泌促進作用並びにグルカゴン濃度低下作用を増強し，血糖コントロールを改善する」と記載があります．つまり血糖降下作用はグラクティブの主要な薬理作用です．

GLP-1には，「消化管の蠕動運動を抑制し，幽門筋の収縮力を高め，経口摂取された食物の十二指腸への流入を遅延させる働きがある．GLP-1濃度が高くなると，吐き気，腹部膨満，便秘などの消化管症状が起こりやすくなり，GLP-1の分解を阻害するDPP-4阻害薬でも起こる可能性は十分ある」とされており，グラクティブの消化管蠕動抑制は副次的な薬理作用であることを示しています．

次いで〈重大な副作用〉を機序別分類してみましょう（表3）．

⑤急性膵炎に関しては急性であることから薬物過敏症を示唆しますが，標的臓器が膵臓であることから，膵臓に対して何らかの負担をかけることを考えると薬物毒性もありうると考えま

表3　グラクティブの副作用機序別分類

重大な副作用	分類
①アナフィラキシー反応	薬物過敏症
②皮膚粘膜眼症候群，剥奪性皮膚炎	薬物過敏症
③低血糖	薬理作用
④肝機能障害，黄疸	薬物毒性または薬物過敏症
⑤急性腎不全	薬物毒性または薬物過敏症
⑥急性膵炎	薬物毒性または薬物過敏症
⑦間質性肺炎	薬物過敏症
⑧腸閉塞	薬理作用
⑨横紋筋融解症	機序不明
⑩血小板減少	薬物過敏症

した．

　このように，③低血糖や，⑧腸閉塞を引き起こす腹部膨満，便秘などの副作用には常時注意する必要がありますが，①アナフィラキシー反応，②皮膚粘膜眼症候群，剥奪性皮膚炎，④肝機能障害・黄疸，⑤急性腎不全，⑦間質性肺炎などの薬物過敏症に分類される副作用は，投与開始後6ヵ月を過ぎるとチェックフリーになります．

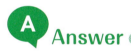

Answer

　ディオバンの機序別分類を行った結果，肝機能障害は「薬物毒性」に分類されました．まず，ディオバンに肝機能を低下させる薬理作用はありません．また，朝倉さんの検査結果では肝酵素の上昇が比較的穏やかであったことから，薬物過敏性の肝障害とは考えにくいでしょう．薬物過敏症ならばもっと急激に肝酵素が上昇するはずです．以上のことから，肝代謝負荷による薬物毒性と考えられます．

　今後の対策としては，①肝酵素上昇は一時的かもしれないので様子をみる．②それでも肝酵素値の上昇が続くようなら腎排泄型のACE阻害薬などへ変更し，肝代謝負荷を軽減してみるということが考えられます．

まとめ

◎ 副作用機序別分類のコツとしては，①いつ起きても不思議ではない薬理作用の過剰発現，②かなり経ってから起きる薬物毒性，③起きたらすぐに服用をやめなければならない薬物過敏症などに注目して分類をすることかと思います．

◎ まず最初に薬理作用によるものから見極め，分類していきましょう．薬理作用は一剤につき一つではありません．薬は主要な薬理作用と副次的な薬理作用を持つのが常であり，薬剤師はこの副次的な薬理作用による副作用を見逃すことは許されません．

◎ 医師や看護師は患者さんの治療が最大の役割ですから，まだ現れていない副作用を意識的に系統的にチェックすることはありません．しかし，薬剤師は見落とされがちな副作用を熟知しているだけでなく，薬物服用歴などで日ごろから患者さんのアレルギー歴や副作用歴などの情報を一元管理しています．副作用のチェックと予防は薬剤師の仕事です．

◎ なかには副作用の分類に注意が必要なものもあります．薬を中断した際に起きる有害事象も副作用として集計されているケースがあるためです．たとえばパキシルなどの SSRI やアーチストなどの β 遮断薬がそれに該当します．注意しておきましょう．

◎ 添付文書やインタビューフォーム，使用上の注意解説などをみて，新薬や自分の薬局で頻繁に使われる薬などを副作用機序別分類してみるのはどうでしょうか．きっと，これまでとは違った形で薬や副作用が見えてくると思います．

Case 18　Pharmaceutical Thinking Training

定年退職後は日本中を旅したい，信用金庫の岡島さん

　岡島さんは地元の信用金庫にお勤めの56歳の男性です．かつて同僚であった奥様とご結婚され，2人の子宝にも恵まれました．下のお嬢さんは女子大の4年生でもうすぐ卒業とのことです．これまで仕事一筋に一生懸命頑張ってきた岡島さん．定年退職まであと4年です．退職後はのんびり過ごし，奥さまといっしょに日本中を旅して歩きたいとの夢を持っています．

　糖尿病を発症したのは40歳のころ，会社の検診がきっかけでした．岡島さんの生真面目な性格が功を奏し，数年は食事療法のみでコントロールできていましたが，45歳のときにαグルコシダーゼ阻害薬ベイスンによる薬物療法が開始されました．インスリンは今まで使用したことがありません．

　現在は血清クレアチニン（SCr）1.3mg/dL，肝機異常なし．ここ1年ほどは，SU薬アマリール3mg/日で治療していましたが，空腹時血糖値140mg/dLを超えるようになり，血糖コントロールが悪化傾向にあります．そのため本日，SGLT2阻害薬フォシーガが追加されました．

岡島さん　56歳，男性．身長170cm，
　　　　　体重60kg．糖尿病．

【処方】
1. アマリール錠3mg　　　　1錠
　　1日1回　朝食後　　　14日分
2. フォシーガ錠5mg　　　　1錠
　　1日1回　朝食後　　　14日分

目のつけどころ

　薬の理解は"添付文書の薬理作用の検討から始まる"といっても過言ではありません．しかし，添付文書の薬理作用は，実臨床で現れることのみ書かれるわけではありません．臨床で現れない薬理作用が書かれる場合もあるし，大事な薬理作用が薬理作用以外のところに書かれる場合もあるので，薬理作用の項目だけみても，薬の本質をつかめないことがあります．今回フォシーガを例にして，そこを検討してみたいと思います．

Question

SGLT2阻害薬フォシーガについて，添付文書から薬理作用を読み取り，岡島さんに投与した場合どのようなことが想定されるか考えてください．
また，最も注意しなければならない副作用を見つけ出し，その対策を提案してください．

解説

薬剤師は副次的な薬理作用を見逃してはいけない．

Ⅰ．主作用と副次的作用

　薬の作用のなかで，私が優先的に確認するのは薬理作用です．なぜなら薬理作用を理解すると，主要な副作用も理解できてしまうためです．したがって，薬理作用が発揮されているかどうか，つまり薬が効いているかどうかをまず確実に確かめます．それと同時に，「副作用のほとんどは薬理作用の過剰発現によるもの」であることを念頭に，薬が効き過ぎて副作用が出ていないかどうかを観察しています．

　ここまでは医師も看護師も薬剤師も同じようにやっていることでしょう．ここからは薬剤師にしかできないことです．薬理作用は一剤につき一つではありません．薬は主作用以外に必ずといってもよいほど副次的な薬理作用を持っています．副次的といっても薬理作用ですから，効き過ぎは必ずあるわけで，これは必然的に副作用を招きます．当然注視すべき事項ですが，この副次的な薬理作用に注意を払う感覚は，通常医師や看護師にはありません．

　アンジオテンシンⅡ受容体拮抗薬（ARB）を例にとりましょう．ARBはアンジオテンシンⅡ受容体のサブタイプであるAT_1受容体に結合し，昇圧系として作用するアンジオテンシンⅡに対して拮抗することによって降圧作用を現します．さらにARBは，レニン・アンジオテンシン・アルドステロン系を抑制し血清カリウム値を上昇させます．この血清カリウム値の上昇はARBの副次的な薬理作用で，血清カリウム値が上昇すると心筋障害などのARBの副作用を招きます．

Ⅱ．隠れた薬理作用

　フォシーガの添付文書〈薬効薬理〉に，次の3つが記載されています．
①腎におけるグルコースの再吸収を抑制し，尿中グルコース排泄を促進することにより，空腹時および食後の血糖コントロールを改善する．
②ヒトSGLT2を選択的に阻害する．
③日本人2型糖尿病患者に対して，尿中グルコース排泄促進作用及び血糖低下作用を示した．

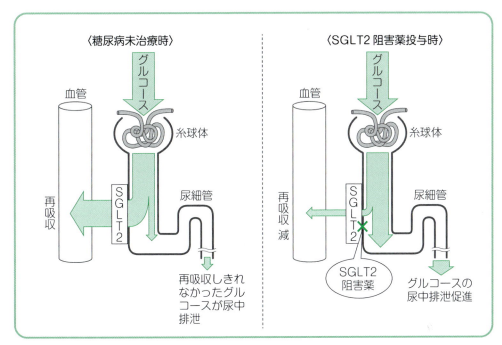

図1　SGLT2阻害薬の薬理作用

　この記載には，実は大事な薬理作用が書かれていません．その薬理作用とは何でしょうか．以下にSGLT2阻害薬の薬理作用を示しました（図1）．
　フォシーガは，ナトリウム・グルコース共輸送体SGLT2の競合的かつ可逆的な選択的阻害薬です．SGLT2は腎尿細管に特異的に発現しており，近位尿細管でグルコースを再吸収する役割を担っています．そのSGLT2を阻害するフォシーガは，腎におけるグルコースの再吸収を抑制し，尿中グルコース排泄を促進することにより，空腹時および食後の血糖コントロールを改善する薬理作用を示します．それに伴い尿細管中のグルコースの濃度が上昇するため，それを薄めようと浸透圧で体内の水が動員されます．つまり，フォシーガには利尿作用があるのです．

Ⅲ．利尿作用の過剰発現による副作用の検討

　フォシーガの添付文書の〈重大な副作用（3）〉をみましょう．「①脱水や血圧低下注意，②脳梗塞を含む血栓，塞栓症等の発現に注意」とあります．
　また，〈重要な基本的注意（3）〉にはこう書かれています．「本剤の利尿作用により多尿・頻尿がみられることがある．また，体液量が減少することがあるので，適度な水分補給を行うよう指導し，観察を十分に行うこと．脱水，血圧低下等の異常が認められた場合は，休薬や補液等の適切な処置を行うこと．特に体液量減少を起こしやすい患者（高齢者，腎機能障害のある患者，利尿薬併用患者等）においては，脱水や糖尿病性ケトアシドーシス，高浸透圧高血糖症候群，脳梗塞を含む血栓・塞栓症等の発現に注意すること」．「本剤の利尿作用により～」とある

ように，重要な基本的注意に記載されている利尿作用は，主要な薬理作用であるという結論に達します．

さらに，添付文書〈高齢者への投与〉では，「①一般に高齢者では，生理機能が低下しているので，患者の状態を観察しながら慎重に投与すること，②高齢者では脱水症状（口渇等）の認知が遅れるおそれがあるので，注意すること」という記載に発展します．

「脱水」についての上記情報は，実は発売してからしばらく後になって追記されたものです．スーグラ，フォシーガ，アプルウェイ，デベルザにおいて，脱水関連の国内症例が集積したことを発端に，2015年1月すべてのSGLT2阻害薬の添付文書が一斉に改訂となり追記されました．脱水関連とは，脱水とともに脱水により生じる可能性がある重篤な事象（血栓・塞栓症，糖尿病性ケトアシドーシス，高浸透圧高血糖症候群，不整脈，心不全，腎機能障害，精神障害，意識消失）が認められた症例を指します．当時脱水関連が認められた症例は，スーグラ26例（死亡0例），フォシーガ6例（死亡1例），アプルウェイ・デベルザ9例（死亡1例）という結果でした．

このように，利尿作用による副作用は死亡などの重大な転帰をたどる可能性があります．さらに脱水は薬理作用の延長上にある副作用ですから，副作用の機序別分類の理論からみても発生頻度は低くはありません．

したがって，脳梗塞を含む血栓・塞栓症などの既往歴がある患者さんや，ループ利尿薬を服薬中の患者さんへの投与は慎重に行うべきだと考えられます．

Ⅳ．腎機能低下時の注意点

また，〈重要な基本的注意(2)〉には下記の記載があります．

「腎機能障害がある患者においては，経過を十分に観察し，継続的に e-GFR が 45 mL/min/1.73m^2 未満に低下した場合は投与の中止を検討すること」．

フォシーガの作用ポイントは腎尿細管ですから，腎機能が低下していると効果を現しません．その基準が「e-GFR が 45 mL/min/1.73m^2 以上あること」です．すなわち，それ以下であれば投与できないことになります．腎機能は加齢に伴い自然低下しますので，70歳以上の高齢者ではあまり効果は期待できないのではないかと思います．もっとも，腎機能に問題がなければ70歳以上でも効果はあるわけですから，個人差を考慮し判断することが大事です．

Ⅴ．岡島さんにフォシーガは効果的か？

まず，岡島さんの Ccr を推測してみましょう．SCr 1.3 mg/dL と明示されていますので，Cockcroft-Gault 式により e-Ccr の推測ができます．

$$\text{e-Ccr} = \frac{(140-56\text{歳}) \times 60\text{kg}}{72 \times 1.3\text{mg/dL}} = 53.8\text{mL/min}$$

e-GFR を推測してみましょう．e-GFR は Ccr×0.789 ですから，e-GFR＝e-Ccr×0.789＝53.8 mL/min×0.789＝42.5 mL/min となります．これはフォシーガが的確に効果を現す腎機能の最低ライン 45 mL/min を下まわっています．

VI. 低血糖について

　フォシーガの最も怖い副作用は薬理作用の過剰発現の低血糖です．添付文書に次のような記載があります．「本剤の使用にあたっては，患者に対して，低血糖症状及びその対処方法について十分説明すること」．したがって，患者さんへの情報伝達はしっかり行わなければなりませんね．

　さらに，次のような記載が目につきます．「特に，スルホニルウレア剤，速効型インスリン分泌促進剤，GLP-1受容体作動薬又はインスリン製剤と併用する場合，低血糖のリスクが増加するおそれがある．スルホニルウレア剤，速効型インスリン分泌促進剤又はインスリン製剤と併用する場合には，これらの薬剤による低血糖のリスクを軽減するため，これらの薬剤の減量を検討すること」とあります．

　岡島さんの場合，低血糖の副作用を回避するためにアマリールの減量を検討する必要があるでしょう．

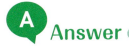

　まず，岡島さんは脳梗塞を含む血栓・塞栓症などの既往歴や利尿薬の併用はありません．したがって，フォシーガの利尿作用による副作用発現リスクはあまり高くないものと考えられます．

　また，岡島さんのe-GFRは，42.5mL/minとなりました．腎機能低下によりフォシーガが十分に効果を発揮しない可能性が考えられますが，効果発現のボーダーライン45mL/minとそれほど乖離した数値ではないことから，今回は経過を見守ることにしました．

　なお，フォシーガとアマリールを併用することで低血糖を発現するおそれがあります．低血糖の副作用を回避するためにアマリールの減量を検討する必要があります．今回は血糖コントロールが悪化しているので，すぐに低血糖になることはないと予想されますが，血糖が基準値に入ったら，アマリール3mg/日から2mg/日への減量を医師に提案しましょう．

まとめ

- 今回のポイントは，重要な薬理作用を添付文書〈薬効・薬理〉からだけでなく，添付文書全体から見つけ，重大な副作用が起きることを予知し対策を立てることでした．
- 〈重要な基本的注意〉を確認したところ，フォシーガには副次的な薬理作用として利尿作用があり，脳血栓や脳塞栓，重大な副作用を伴う脱水症状などを起こすことが明らかになりました．いまでこそ〈重大な副作用〉の項に脱水の記載がありますが，発売当初の添付文書には書かれていなかった情報です．使用経験の少ない新薬にはこういったことが時々ありますから，有害事象を未然に防ぐアセスメントが薬剤師には期待されます．
- 私たちの薬局では，フォシーガの副作用チェック基準を独自に決めました．脱水による脳血栓や脳塞栓発現を回避する対策として，①脳血栓・脳塞栓の既往歴がある場合，②ループ利尿薬の併用がある場合を原則禁忌と捉え，医師に提案することにしました．これらは私たちの薬局での個別対応です．内部規則として定め確実にチェックできる仕組みをつくりました．
- 熊本県のある町の病院は，"フォシーガは肥満型の65歳以下の糖尿病患者さんに使おう"という取り決めをしたところがあります．賢いですね．年齢で腎機能の低下に配慮して適応症例を決め，肥満型患者さんから，ブドウ糖が出て行きますので肥満はだんだん解消されていくと思います．薬の特徴を配慮した英断だと思います．
- 皆さんは添付文書を読むときには"必要なときに，必要なところに飛ぶ"という読み方をする場合が一番多いかと思います．それはもちろん必要なことで有用なことですが，"添付文書をひととおり全体として読んで，重要な薬理作用をきっちりと捉える"という方法を意識してみるとよいのではないでしょうか．
- 薬理作用を的確に捉えることは副作用の8割を捉えることにつながります．そこで大事になってくるのが副次的な薬理作用をどう捉えるのか，ということです．これこそが，薬剤師でなければできないことだと思います．
- 基本的には"薬理作用は一つではない"と肝に銘じること．そして"副次的な薬理作用が過剰に発現したら何が起きるのか"と常に考えることです．

Case 19　Pharmaceutical Thinking Training

地域の頼れるご意見番．町内会長の福田さん

　福田さんは76歳の男性で町内会長を務めていらっしゃいます．ご近所さんに頼りにされているのはもちろん，ほかの町内会長からも尊敬されていて，精力的に活動なさっています．有能で意欲のある方のところには，仕事がどんどん流れてくるのですね．在宅訪問のため町内を歩いていると，ご近所さんと話し込む姿や，自転車をこいでどこかに向かっている元気な福田さんをお見かけします．

　初診は福田さんが55歳のときできっかけは胃の不調でした．その際，ガスター錠，セスデンカプセル，アルサルミン細粒が処方されています．それまではほとんど病気になることがなかったようで，たまに風邪で受診し，PL顆粒，ムコダイン錠，ブルフェン錠などを服用する程度でした．その後，血圧上昇でノルバスク錠とディオバン錠を追加．その間ザンタック錠など多数の種類の薬が処方されてきました．ときには小青竜湯，お腹の具合が悪いときに桂皮芍薬湯などの漢方薬も服用していました．

　66歳のときに狭心症を発症し，ニトロペン舌下錠追加．68歳で糖尿病を発症し，オイグルコン錠追加．74歳では血圧コントロールのためにセララ錠が追加となりました．その後は下記の処方で治療を継続中です．

　腎機能と肝機能は比較的良好に保たれています．現在の血圧は140/80 mmHg，血清クレアチニンは0.90 mg/dL，血清カリウム値は4.5 mEq/L，HbA1cは7.0％です．

福田さん　76歳，男性．胃炎，糖尿病，高血圧ほか．

【処方】

1. パナルジン錠100mg　　　2錠
    1日2回　朝夕食後　　28日分
2. シグマート錠5mg　　　　3錠
    1日3回　毎食後　　　28日分
3. カデュエット配合錠4番　　1錠
    1日1回　夕食後　　　28日分
4. バイアスピリン錠100mg　1錠
    ディオバン錠80mg　　　1錠
    アマリール錠1mg　　　　1錠
    メインテート錠5mg　　　1錠
    セララ錠50mg　　　　　1錠
    1日1回　朝食後　　　28日分

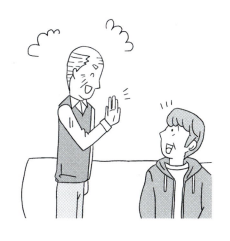

5. トラゼンタ錠 5mg　　　　　1錠
　　　1日1回　昼食後　　　　28日分
6. セルベックスカプセル 50mg　3cap
　　　1日3回　毎食後　　　　28日分
7. ニトロペン舌下錠 0.3mg　　1錠
　　　胸痛時　　　　　　　　10回分
8. ロキソニンテープ 100mg　　105枚
　　　1日1回　両膝に貼付

目のつけどころ

　近年，処方箋1枚あたりの薬剤数はどんどん増えています．日本の医師は基本的に前医の処方を尊重し，あまり薬を変えたがらないこと．そして，合併する疾病や症状に合わせて薬を増やしていくからでしょう．

　薬剤数が増えるにしたがって，相互作用は複雑になり副作用が増加することは，すでに多くの研究で明らかにされています．そして，年々医療費が増え続けていることも相まって，厚労省は「いかに無駄な薬剤を減らし，医療費を削減していくのか」という課題に取り組み始めました．薬剤師に期待するところは大きいのです．

　福田さんの場合は，実に12種類の薬が処方されています．医師が治療に難渋していることは処方箋からも読みとれますが，それにしても剤数が多いのではないでしょうか．

Question

　処方薬剤数を減らすにはどういうことが考えられますか？　この処方箋の Problem を見つけ，Plan を示してください．

解説

脱ポリファーマシー！　同一薬効群から整理してみよう！

I．ポリファーマシーの分析のポイント

　ポリファーマシー解決の方法にルーチンはありません．まず，患者さんの状況を知ることと，医師の考えを知ることから始まります．そして薬剤服用歴（薬歴）を通して患者さんの状況を把握する必要があります．そのためには日ごろから薬歴を的確に書いておくことが重要です．

　薬歴を確認したときに，大事な情報が抜けていることに気がつき愕然とすることがありませんか？　実際には，患者さんがご自身のことを正確に把握できていない場合もあり，十分な情報

表1　薬剤服用歴の必須記入項目例

① 家族歴
② 既往歴
③ 過敏症歴（薬物，食品など）
④ 腎機能
⑤ 肝機能
⑥ 食事時間
⑦ 嗜好（お酒，タバコなど）
⑧ 通常の行動パターン（仕事，運動）
⑨ 服薬・残薬状況
⑩ 併用薬
⑪ 他科受診

　を得ることができない状況もあります．ですので，せめてチェック漏れがないように，書かなければならないチェック項目を薬局内共通のルールとして決めておくとよいでしょう（表1）．なお，調剤報酬算定のために薬歴に記載しなければならない項目は，表1のほかに多数ありますのでご留意ください．

　ポリファーマシー分析のポイントは各疾病の状況を把握し，処方薬は薬効群ごとに分析していき，薬物相互作用に注意することが重要です．福田さんの症例では，医師は血圧の管理にかなり苦労していることがうかがえます．果たして，降圧薬は適切に使われているだろうかと考えていくわけです．そしてその結果を積み上げる，つまりは総合していきます．

II．デカルトの方法論序説

　私は処方箋の分析にはいつもデカルトの方法論序説を使います．デカルトは「われ思う，ゆえにわれあり」の言葉で有名な16世紀のフランスの哲学者です．医療は彼の専門分野ではなかったはずですが，その方法論は処方箋チェックの極意を表しているような素晴らしさです．

　デカルトはものごとの真理を追及するときに，〈①まず疑え！〉といっています．何ごとも，もしかしたらこれは間違っているかもしれないと考えるわけです．処方箋をみるときに最も必要な心構えですね．そして，〈②一つ一つの重要な部分に分析し〉，と続きます．各々の薬の使用量や方法は間違っていないのかを明らかにしていくことですね．さらに，〈③分析したものを積み上げていく〉です．相互作用に気を配り，患者さんが日常生活のなかで服薬できるのかを検討します．そして，〈④最後にすべてをくまなく検証せよ〉と結んでいます．患者さんに薬をわたすときに薬の誤りや伝えていないことはないかを，患者さんとともに検討する姿が見えてきますね．処方箋チェックのみならず，ポリファーマシー分析の究極の極意ともいえます．

III．5つのProblem

　この処方のProbolemをSOAP形式で5つあげます．コツは気がついたことを，なるべく短く単純な文章で表現することです．SOAPを上手に書くことにこだわるとなかなか進みません．ほかの薬剤師が読んでも，ひと目でわかることが大切です．

　私は不器用なので，患者さんとお話ししながらSOAP薬歴を書くことができません．患者さんとお話ししているときには，患者さんの目をみてお話ししたいですね．たいていの場合は薬

をわたしてから薬歴を書くことになりますが，この段階で大事なことに気がついてもすでに患者さんはいません．申し送りとして薬歴に記録していくことでカバーしています．

P#1　出血リスクのある薬剤2剤の併用
　　　　S　ぶつけたところが青あざになることがあります
　　　　O　抗血小板薬2剤，パナルジンとバイアスピリンの併用
　　　　A　出血の危険性あり
　　　　P　鼻血や紫斑の発現などに注意．減薬も検討

　抗血小板薬が処方されている場合は，過剰な効果発現に伴う出血傾向がないかを必ずチェックします．これは薬理作用ですので発現頻度の高い有害事象ですから，常に注意する必要があります．出血と梗塞は最も注意すべき事項ですね．
　パナルジンとアスピリンを併用することについて，両者を併用する合理性ももちろんありますが，それは脳血栓症の既往歴がある場合などに限ったほうがよいと思います．併用のベネフィットと同時に，リスクも存在するからです．
　このケースではパナルジンを中止し，バイアスピリン単独治療を提案してもよいと思います．バイアスピリンは古くから使用されてきた薬剤であり，情報量が多いためです．

P#2　血清K値上昇リスクのある薬剤2剤の併用
　　　　S　しびれなどの自覚症状はありません
　　　　O　ディオバンとセララは，血清K値上昇
　　　　A　血清K値に注意する
　　　　P　定期的に血清K値検査

　電解質のなかでも血清K値は常に注意が必要です．低くても高くても問題が起きます．特に最近は血清K値を上げる薬が多く使われる傾向にあります．
　福田さんの血清K値は4.5mEq/Lでした．血清カリウム値の基準値は3.0～5.0mEq/Lですから基準値以内にありますので，今は問題ありませんが，今後カリウム値が上がっていかないかどうか注意する必要があります．
　ちなみに福田さんの腎機能は，血清クレアチニンは0.90mg/dLという数値から，高齢のわりに良好に保たれていると評価できます．

P#3　血糖降下作用がある薬剤3剤の併用
　　　　S　低血糖の経験はありません
　　　　O　アマリール，トラゼンタ，バイアスピリンの併用
　　　　A　低血糖に注意
　　　　P　定期的な問診，血糖検査

　この処方で重要なチェックポイントは低血糖のチェックです．特にバイアスピリンは，低血糖を誘発する薬剤であることに気づかず，見過ごされてしまう場合もあるため要注意です．低血糖に関する情報提供を日ごろから行いましょう．

薬剤数を減らすことを重視するのであれば，トラゼンタを中止し，アマリールを1mg/日から2mg/日に増量するという方法も考えられます．SU薬にほかの血糖降下薬を加えると低血糖の頻度は増しますので，単剤を増やしていくのが合理的です．低血糖が心配であれば，アマリール1.5mg/日から開始してもよいと思います．

P#4　降圧薬の4剤併用で血圧140/80mmHg

- S　いつのまにか薬が増えてしまって……
- O　カデュエット4番，ディオバン80mg，メインテート5mg，セララ50mgなど4種類の降圧薬の併用
- A　血圧コントロールが不安定
- P　食事指導を行い，運動，生活の見直しを強化

医師は血圧のコントロールにかなり気を使っています．今まで試行錯誤を繰り返しながら高血圧に対処してきたのがわかります．適切な降圧薬の選択を医師，患者さん，薬剤師の3者で考えていきたいところです．

P#5　降圧薬の選択は的確か？

- S　痛風はありません
- O　降圧薬に利尿薬が入っていない
- A　なぜ？　利尿薬を入れたら降圧薬の剤数を減らせないか？
- P　提案してみよう（ただし，利尿薬による尿酸値や血糖値の上昇に注意）

血圧の安定に苦慮し，医師は降圧薬を多数処方していますが，利尿薬が出ていません．「サイアザイド利尿薬かループ利尿薬が処方されていないのはなぜなのだろうか？」と考える必要があります．

高血圧症には食塩感受性高血圧と非感受性高血圧があります．20～40％は食塩感受性高血圧で，その場合利尿薬での治療は効果的です．ディオバンやセララなど，抗アルドステロン作用を持つ薬剤が処方されているので，この患者さんは食塩非感受性の可能性が高いです．しかし，少量の利尿薬を加えることで血圧が下がる可能性があります．利尿薬はナトリウムを排泄し血管の抵抗を下げる，降圧の基本です．

Ⅳ．隠れたProblem

最後に，この処方には隠れたProblemがあります．それは，「シグマートとニトロペン舌下錠が，バイアグラ等とは併用禁忌になっている」です．なかなかお話ししにくいことではありますが，一言，「バイアグラなどは使えない薬が出ていますよ．血圧が急に下がって危険なのです」とお話ししておいたほうがよいですね．

私たちはつい，現在服用中の薬のみに注意が向きがちですが，患者さんの服薬・併用状況は日々変化します．隠れたProblemを見つけ出し，患者さんの有害事象を未然に防ぐ努力をしたいものですね．

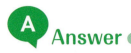

　下記のように，最大で4剤減薬できる可能性があります．

　パナルジンとバイアスピリンの抗血小板薬の併用については，バイアスピリン単剤に変更できる可能性があります．血糖降下薬はアマリール1mgですが，これを2mgにすることでトラゼンタを外すことができます．問題は降圧薬です．解説で触れたように，ARB＋降圧利尿薬を基本に経過観察をしてもよいのではないでしょうか．76歳と高齢ですから，厳密な降圧をしなくてもよいと思います．よって，降圧薬はディオバンとナトリックスの2剤となりました．

　カデュエットやセララなどではなくディオバンを残した理由としては，ARBは降圧薬の中心として位置づけられていて効果的と思うためです．カデュエットはカルシウム拮抗薬とスタチン系薬の合剤です．カルシウム拮抗薬は作用発現が早いので，減薬後に降圧効果が不十分であっても，いつでも追加することが可能です．スタチン系薬の中止については，患者さんのコレステロール値にもよりますが，現在高齢者において，コレステロール値を薬でぎりぎり下げるということはあまりしません．よって，一度処方から外してみてもよいと考えました．追加する利尿薬は，私はナトリックスを提案します．降圧作用が中程度で副作用が少ないからです．

【処方】
1. アマリール錠 2mg　　　　　1錠
　　1日1回　朝食後　　　　28日分
2. バイアスピリン錠 100mg　　1錠
　　ディオバン錠 80mg 錠　　 1錠
　　ナトリックス錠 2mg　　　 1錠
　　1日1回　朝食後　　　　28日分
3. シグマート錠 5mg　　　　　3錠
　　セルベックスカプセル 50mg　3cap
　　1日3回　毎食後　　　　28日分
4. ニトロペン舌下錠 0.3mg　　1錠
　　胸痛時　　　　　　　　　10回分
5. ロキソニンテープ 100mg　　105枚
　　1日1回　両膝に貼付

まとめ

◎ 気をつけなければならないのは,「ポリファーマシーだから薬を減らせばよいということではない」という点です.減薬しても同等の効果を得られるのであれば,経済的,社会的に有益なことですが,ただやみくもに減薬すればよいわけではありません.薬を減らすことによって,①治療効果の向上,②副作用などのリスク軽減,③服薬が楽になりコンプライアンスが上昇する,など患者さんの利益が得られることが大前提です.

◎ 減薬の最終決定者である医師に対し,いかに理論的に減薬を提案できるかが,大きな課題となります.今の段階では,『高齢者の安全な薬物療法ガイドライン2015』(日本老年医学会),およびSTOPP/START criteriaなどが判断や処方提案の助けとなります.しかし,それのみにこだわるのではなく,多くの治療ガイドラインや副作用機序別分類の理論,薬物動態学を応用しながら,総合的に判断することをお勧めします.患者さんが抱える個別の事情も判断材料に加える必要があるためです.ポリファーマシーは個別的に分析し,科学的な処方提案を行いましょう.

Case 20 Pharmaceutical Thinking Training

犬の散歩が日課．悠々自適ライフの平塚さん

定年退職した平塚さんは，現役時代には海外支店も経験した商社マンです．今は75歳．子供達も育ち，奥様と愛犬と悠々自適の生活を楽しんでいます．平塚さんと薬局のお付き合いは，平塚さんが生まれ故郷の京都に帰ってきてから始まりました．そろそろ10年ほどになるでしょうか．薬局の近所にお住まいで，穏やかで優しい目をした犬を連れ，歩いていらっしゃるのをお見かけします．

若いころは風邪をひくことも滅多になく，病院とは縁遠い平塚さんでしたが，55歳のときから降圧薬を飲むようになりました．当初はフルイトランのみの処方だったそうで，その後，高尿酸血症を発症しています．フルイトランの利尿作用によるものかどうか定かではありませんが，幸い痛風発作の経験はありません．

身長は170cmで体重は65kgです．節制をして太らないようにご自身で気をつけています．お酒は晩酌にビールを1缶（250mL）のあと，芋焼酎のお湯割りを1杯お飲みになります．毎日犬の散歩をすることで運動にも気をつけていらっしゃいます．

最近，処方箋に患者さんの臨床検査値が書かれていることがあります．これは，福井大学医学部付属病院から始まったといわれていますが，京都大学医学部付属病院や京都府立医科大学付属病院，滋賀医科大学医学部付属病院，千葉大学医学部付属病院に飛び火し，東京，横浜でも見かけるようになりました．これは，実に素晴らしいことだと思います．「薬剤師は調剤のみに特化するのではなく，患者さんの治療にも加わってください」という世の中からの期待のメッセージなのです．

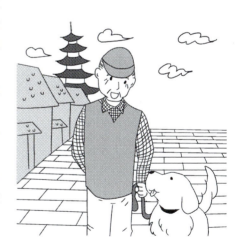

この症例は京都の親しい友人からいただいたものです．平塚さんの処方箋には23項目にわたる臨床検査値が記載されていました．

平塚さん　75歳，男性．身長170cm，体重65kg．高血圧，高尿酸血症ほか．

【処方】
1. プラビックス錠75mg　　　1錠
   オメプラール錠20mg　　　1錠
   モービック錠10mg　　　　1錠
   ナトリックス錠1mg　　　0.5錠
   アジルバ錠40mg　　　　　1錠

1. フェブリク錠 20mg　　　　　1錠
　　　1日1回　朝食後　　　　28日分
2. クラリチン錠 10mg　　　　　1錠
　　ローコール錠 10mg　　　　　1錠
　　コニール錠 8mg　　　　　　1錠
　　　1日1回　夕食後　　　　28日分
3. リリカプセル 75mg　　　　　4cap
　　　1日2回　朝夕食後　　　28日分
4. コタロー芍薬甘草湯 2g　　　1包
　　　疼痛時　　　　　　　　20回分

臨床検査値

検査項目	検査値
総蛋白（TP）	7.1g/dL
AST（GOT）	30IU/L
ALT（GPT）	29IU/L
LDH	277IU/L
γ-GTP	29IU/L
CPK	102IU/L
中性脂肪	71mg/dL
HDL コレステロール	47mg/dL
LDL コレステロール	98mg/dL
尿素窒素（BUN）	38.8mg/dL
血清クレアチニン	1.8mg/dL
血清尿酸（UA）	4.6mg/dL
血清 K	5.2mEq/L
血清 Ca	8.3mg/dL
血糖	95mg/dL
赤血球数	458
ヘマトクリット値	39.8
血小板数	22.0万/μL
MCV	86fL
MCH	27.5pg
MCHC	31.6%
白血球数	4,900/μL
e-GFR	28.6mL/min

目のつけどころ

　11種類の薬が出されている複雑な処方といえるかと思います．そうなると注意しなければならないのは薬の副作用，相互作用と投与量ということになります．薬の組み合わせはどうなのか？　副作用は起きないのか？　投与量は適切なのか？　を検討してみましょう．その際，最も問題となるのは平塚さんの腎機能や肝機能の程度です．
　幸い臨床検査値が情報として明らかにされています．ここまでいっしょに学んできたみなさまには，もうさほど難しくはないでしょう．

Question

①処方薬は腎排泄型か？　肝消失型か？
②この患者さんの腎機能，肝機能の程度はどのくらいか？
③処方内容で，副作用や相互作用などの不都合はないか？

解説

臨床検査値の処方箋記載がもたらした情報公開は，これからの医療の進歩にどう貢献するのか？

I．プラビックスとオメプラールの相互作用

　Case 15のおさらいです．プラビックスはCYP2C19で代謝され，その活性代謝物が抗血小板作用を示します．一方オメプラールはCYP2C19を阻害しますので，両者を併用するとプラビックスは代謝を阻害され，活性代謝物の血中濃度が低下します．つまりプラビックスの抗血小板作用が減弱するおそれがあります．添付文書で併用注意となっているのはこういった理由からです．
　これは実は大変危険な相互作用です．血栓症を起こすかもしれないからです．ではどうしたらよいのでしょうか．それはオメプラールを，CYP2C19を阻害しないPPIであるパリエットに変更することで解決できます．疑義照会の結果，オメプラール20 mgはパリエット20 mgに変更されました．
　この一連の代謝反応には肝機能が関与します．念のため，平塚さんの検査結果を確認してみましょう．総蛋白（TP）7.1 g/dL，AST（GOT）30 IU/L，ALT（GPT）29 IU/L，LDH 277 IU/L，γ-GTP 29 IU/Lですべて基準値内におさまっています．十分代謝機能を果たしそうですね．安心です．

Ⅱ．ナトリックス，芍薬甘草湯 vs. アジルバ

　血清カリウム値において，相反する影響を及ぼす薬剤が同時処方されています．ナトリックスと芍薬甘草湯はカリウム低下作用，アジルバにはカリウム上昇作用があります．

　血清カリウムの基準値は 3.5〜5.0 mEq/L と，非常に狭い範囲にあります．そして血清カリウム値は，高くても低くても身体に影響が出る大変デリケートなものです．特に高カリウム血症は心機能に影響し，それは心電図で確認することができます．

　平塚さんの血清カリウム値は 5.2 mEq/L で基準値を逸脱する高い値です．心臓に影響するかもしれません．心電図変化が気になるところです．軽度の高カリウム血症であれば自覚症状はほとんどありません．実際には胸部苦悶感や動悸の有無を尋ねることになります．

　平塚さんの e-GFR は 28.6 mL/min と低く，加齢も相まって腎機能が低下していますから，カリウムの排泄能自体も低下していると思われます．血清カリウム値の綱引きの勝敗はこれだけでは判断できませんが，アジルバのカリウム上昇作用に注意が必要なことは確かです．

Ⅲ．リリカの投与量についての考察

　リリカの添付文書では，Ccr 値を指標とした下記投与量が提案されています（表1）．

表1　リリカの腎機能別投与量の目安

クレアチニン クリアランス (mL/min)	≧ 60	≧ 30　< 60	≧ 15　< 30	< 15	血液透析後の 補充用量[注]
1日投与量	150〜600mg	75〜300mg	25〜150mg	25〜75mg	
初期用量	1回75mg 1日2回	1回25mg 1日3回 または 1回75mg 1日1回	1回25mg 1日1回 もしくは2回 または 1回50mg 1日1回	1回25mg 1日1回	25mg または 50mg
維持量	1回150mg 1日2回	1回50mg 1日3回 または 1回75mg 1日2回	1回75mg 1日1回	1回25mg または50mg 1日1回	50mg または 75mg
最高投与量	1回300mg 1日2回	1回100mg 1日3回 または 1回150mg 1日2回	1回75mg 1日2回 または 1回150mg 1日1回	1回75mg 1日1回	100mg または 150mg

注：2日に1回，本剤投与6時間後から4時間血液透析を実施した場合のシミュレーション結果に基づく
（リリカ　添付文書より）

　平塚さんの Ccr を知らなければなりません．尿素窒素（BUN）38.8 mg/dL，血清クレアチニン（S-Cr）1.8 mg/dL，e-GFR 28.6 mL/min ですから，腎機能が低下していることは一目瞭然です．年齢，体重，血清クレアチニン値が提供されていますから，Ccr は以下の Cockcloft-

Gault の式にて推測できます．平塚さんの年齢は 75 歳と高齢ですから，Ccr は過小評価されることに注意が必要です．

$$e\text{-}Ccr = \frac{(140-年齢) \times 体重(kg)}{72 \times 血清Cr(mg/dL)} = \frac{(140-75) \times 65}{72 \times 1.8} = 32.6\,mL/min$$

　e-Ccr は 32.6 mL/min を示しています．現在の投与量は Ccr ＞＝30〜60 mL/min に該当しますので，上限量ではありますが，一応適切な投与量に入ることがわかります．

　しかし，リリカは尿中未変化来排泄率が 91％の腎排泄型薬物です．このままの S-Cr 値が続くならば，リリカの血中濃度が上昇し副作用が発現してくるのは明らかです．したがって，現在の 75 mg×4C＝300 mg という投与量から，添付文書が示す適切な維持量 1 回 75 mg×1 日 2 回＝150 mg に変更することがより適切であると判断できます．

A Answer

①処方薬は腎排泄型か？　肝消失型か？

　腎排泄型薬物は，コニール，リリカ，プラビックス（活性代謝物が腎排泄），モービック，クラリチン（活性代謝物が腎排泄）があります．これらは当然腎機能低下時には血中濃度が上昇し副作用が出やすくなるので要注意です．

　肝消失はパリエット，ナトリックス，アジルバ，フェブリク，ローコールがあります．これらは肝障害時，薬効が強く現れるかもしれないので注意深い観察が必要です．

②この患者さんの腎機能，肝機能はどのくらいか？

　腎機能の目安は尿素窒素（BUN）38.8 mg/dL，血清クレアチニン 1.8 mg/dL，e-GFR 28.6 mL/min だから，かなり腎機能が低下しているといわざるを得ません．

　肝機能は総蛋白（TP）7.1 g/dL，AST（GOT）30 IU/L，ALT（GPT）29 IU/L，LDH 2,77 IU/L，γ-GTP 29 IU/L で基準値内で良好といえます．

③処方内容で，副作用や相互作用などの不都合はないか？

　プラビックスとオメプラールの併用はプラビックスの効果減弱となって現れるので，パリエットに処方変更してもらいことなきを得ました．

まとめ

◎処方箋といっしょに臨床検査値を手に入れることで，薬剤師は今までとは違った多くの有用なアプローチができることがわかりました．医師や看護師は薬を治療戦略の一環と捉えているのに対し，薬剤師はまったく異なる視点から患者さんに貢献することができます．それは，薬を複雑な副次的な薬理作用を持った物質として捉えることを生業としてきたからです．薬学的思考を積み重ねているからこそ，薬物動態学的に分析し，薬物投与設計や副作用チェックができるのです．

◎今まで保険薬局は処方箋だけの情報で患者さんとお話しするしかありませんでした．どれほど腎機能や肝機能の正確な情報を知りたいと思ったことでしょう．枚挙にいとまがありません．それがこれからは処方箋と臨床検査値を同時に入手できるのです．

◎処方箋に記載された検査値の種類をまとめてみました．①WBC，Hb，PLT，②AST，ALT，③Total Bill，④S-Cr，⑤e-GFR，⑥CRP，⑦CPK，⑧K^+，⑨FBS，⑩LDL-Cho，⑪PT-INR，⑫HbA1c です．これらの検査値の基準値は記憶し，高値の場合と低値の場合の症状と，その対策を熟知しておかなければなりません．世の中からの期待に応えるため，これからの薬剤師に必須の知識です．

おわりに

「PCAポンプに麻薬を調製して，連携を組んでくださる薬局をずっと探していたんです！ 引き受けてもらえて良かった．ありがとうございます！」

在宅訪問医からの一本の電話が，わたしの在宅訪問のはじまりでした．以来，緩和医療，終末期医療が必要な患者さんを多数担当しております．地域との連携，患者さんの看取り，ケアマネや訪問看護師など多職種との関わり方など，日々模索しながらここまでやってまいりました．もっと顔の見える関係をと，医師が率先して多職種をまじえての食事会を開催してくださるなど，環境にも恵まれ感謝しております．

本書においてわたしは，在宅症例についても取り上げさせていただきました．在宅は営業時間外の仕事も多く，決して楽な仕事ではありません．しかしその苦労は，誰かの「ありがとう」で一瞬にして報われます．患者さんに感謝され，ご家族に感謝され，多職種に感謝されます．これほどやりがいのある薬剤師としての仕事は他にないのではないでしょうか．ここまで読んでくださったみなさまに，本書を通じ，なにか少しでもお伝えできたのなら幸いこの上もございません．

この本の執筆に際して，南江堂の田上さんには本当にお世話になりました．また，どんな時も素晴らしい頭脳と優しさと行動力で支えてくれた，広島の病院薬剤師 福永圭一先生．在宅の見学を快く引き受けて下さった，千葉の保険薬局薬剤師 福地昌之先生．体の半分以上は優しさで出来ていると思われる，群馬の保険薬局薬剤師 福田 進先生．同じ女性経営者で，日々在宅に奔走している仲間の山形の保険薬局薬剤師 星 利佳先生．学術的な相談させていただいている卸会社学術部 竹林美香先生．その他，大変多くの先生に支えていただいてわたしの現在があります．

そしてなにより，ご講演の際にファシリテーターとして採用してくださり，薬物動態学がどのようなものかを教えてくださった菅野彊先生に心から感謝いたしております．

平成28年9月

野口克美

索　引

欧文

Beers Criteria　40
Cockcroft-Gault 法　53
CYP 阻害作用　71
DPP-4 阻害薬の排泄型　54
Giusti-Hayton 法　53
HbA1c　97
Ludden 法　60
Michaelis-Menten kinetics　58
PCA (patient controlled analgesia)　85
relative infant dose (RID)　65
SGLT2 阻害薬　107

ア行

アスベスト　81
アスペノン　5
頭打ち型非線形薬物　4
アマリール　96, 107
アリセプト　15
イーフェンバッカル　78
一次消失速度過程　2
インデラル　33
うつ病　69
塩係数（S）　24
オキノーム　78
オピオイド系鎮痛薬　76
オメプラール　90, 123

カ行

カロナール　85
肝機能検査値　97
肝固有クリアランス依存　36
肝消失型薬物　10, 34
関節リウマチ　27
肝抽出率（E）　34
疑義照会　42
急速上昇型非線形薬物　4
胸膜中皮腫　81
空腹時血糖値　97
グラクティブ　101
クラビット　85
グリセミックインデックス（GI）　98
グリセリン浣腸　84

クレアチニンクリアランス（Ccr）　12, 53
抗凝固薬の併用リスク　40
高血圧　1, 9
抗血小板薬　41
高齢者消失半減期　47

サ行

最高血中濃度（Cmax）　23
在宅緩和ケア　75
在宅薬剤管理　77
サインバルタ　69
サンリズム　9, 21
ジゴキシン　45
終末期　83
授乳婦　63
上室性頻拍　21
消失半減期（$t_{1/2}$）　16
腎機能検査値　97
腎排泄型薬物　10
新レシカルボン　84
スーグラ　96
スチバーガ　76
セニラン　85
ゼロ次消失速度過程　2
線形薬物　2

タ行

ダイアート　15
退院時カンファレンス　83
大腸がん　75
タガメット　27
蓄積率　19
ディオバン　101
定常状態　16
定常状態血中濃度（Cssmax）　18
デカルトの方法論序説　115
テネリア　63
テノーミン　9
デパケン　4
デパス　69
テルミサルタン　1
てんかん　27
糖尿病　63, 98, 107

投与間隔（τ） 16
投与量の変更 29
トロンボテスト 41

ナ行
ナウゼリン 84
乳児薬物摂取量 65
尿中未変体排泄率（fu） 11, 47, 52
認知症 15
ネシーナ 51

ハ行
ピオグリタゾン 96
非線形薬物 2, 59
フェニトイン 57
フェロミア 63
フォシーガ 107
プラザキサ 39
プラビックス 90
プラビックス 123
プレドニン 27, 39
分布容積（Vd） 22
ベイスン 51

母乳中に移行しやすい薬 64
ポリファーマシー 114

マ行
ミカエリス・メンテン理論 58
ミカムロ 1
むくみ 45
モルヒネ 84

ヤ行
油水分配係数（P） 11

ラ行
ラニラピッド 90
リスパダール 85
理想体重（IBW） 23
リリカ 124
リンデロン 84
ルボックス 69

ワ行
ワーファリン 39

著者紹介

菅野　彊 （かんの　つとむ）

株式会社どんぐり工房　顧問

【略　歴】
- 1967 年　東京薬科大学卒業　薬剤師免許取得
- 1972 年　盛岡医療生協川久保病院勤務
- 1999 年　合資会社どんぐり工房を設立，仙台市に保険薬局を開設
- 2000 年　盛岡市に保険薬局 2 店舗設立．
- 2015 年　合資会社どんぐり工房を株式会社に組織変更
- 2016 年　どんぐり工房代表取締役を辞任し，顧問に就任

【著　書】
「薬物動態を推理する 55 Question」（南江堂，2011 年，共著）
「まず疑えから始めよ」（日経 BP 社，2013 年）　ほか

【その他】
データベース検索技術者 2 級．

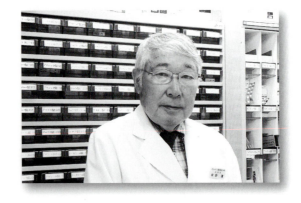

野口　克美 （のぐち　かつみ）

株式会社ぐりーん調剤薬局　代表取締役

【略　歴】
- 東邦大学薬学部卒業
- アルフレッサ株式会社　学術部
- 医誠会病院
- 石川県立中央病院
- 松下記念病院門前薬局勤務を経て
- 2014 年 2 月に現在のグリーン調剤薬局岡町店開局
- 管理薬剤師となる

【その他】
- 関西家庭医療研究会会員
- プライマリ・ケア認定薬剤師
- スポーツファーマシスト
- 簡易懸濁法研究会会員
- 日本褥瘡学会会員
- J-HOP 全国薬剤師・在宅医療支援連絡会会員
- NPO 法人どんぐり未来塾塾員

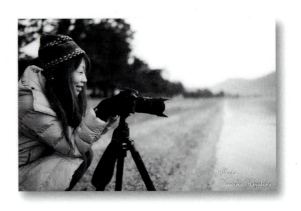

あるある症例から学ぶ！ 薬学的思考トレーニング

2016年10月20日　発行	著　者　菅野　彊，野口克美
	発行者　小立鉦彦
	発行所　株式会社　南江堂
	〒113-8410 東京都文京区本郷三丁目42番6号
	☎（出版）03-3811-7236　（営業）03-3811-7239
	ホームページ　http://www.nankodo.co.jp/
	印刷・製本　日経印刷
	装丁　渡邊真介／イラスト　宮本ヒトミ

Pharmaceutical Thinking Training: Learn from Some Common Cases
© Nankodo Co., Ltd., 2016

定価は表紙に表示してあります．
落丁・乱丁の場合はお取り替えいたします．

Printed and Bound in Japan
ISBN978-4-524-25984-7

本書の無断複写を禁じます．

JCOPY 〈(社)出版者著作権管理機構　委託出版物〉

本書の無断複写は，著作権法上での例外を除き禁じられています．複写される場合は，そのつど事前に，(社)出版者著作権管理機構（電話 03-3513-6969，FAX 03-3513-6979，e-mail: info@jcopy.or.jp）の許諾を得てください．

本書をスキャン，デジタルデータ化するなどの複製を無許諾で行う行為は，著作権法上での限られた例外（「私的使用のための複製」など）を除き禁じられています．大学，病院，企業などにおいて，内部的に業務上使用する目的で上記の行為を行うことは私的使用には該当せず違法です．また私的使用のためであっても，代行業者等の第三者に依頼して上記の行為を行うことは違法です．